高等医药院校教材

供护理学、药学、预防医学等相关专业用

组织学与胚胎学
Histology and Embryology

主　编　沙　鸥　范新民

副主编　郑　娜　冯先玲　朱艳霞　王　霞

编　委　（以姓氏笔画为序）

　　　　王　霞　冯先玲　朱艳霞　孙伟力
　　　　严　婧　李春满　沙　鸥　范新民
　　　　郑　娜　赵振富　梁怡琳　蒋　威

人民卫生出版社

·北　京·

图书在版编目（CIP）数据

组织学与胚胎学/沙鸥，范新民主编. —北京：
人民卫生出版社，2021.1（2023.9重印）
ISBN 978-7-117-31197-7

Ⅰ. ①组… Ⅱ. ①沙…②范… Ⅲ. ①人体组织学－
医学院校－教材②人体胚胎学－医学院校－教材 Ⅳ.
①R32

中国版本图书馆 CIP 数据核字（2021）第 019120 号

人卫智网	**www.ipmph.com**	医学教育、学术、考试、健康， 购书智慧智能综合服务平台
人卫官网	**www.pmph.com**	人卫官方资讯发布平台

组织学与胚胎学
Zuzhixue yu Peitaixue

主　　编：沙　鸥　范新民
出版发行：人民卫生出版社（中继线 010-59780011）
地　　址：北京市朝阳区潘家园南里 19 号
邮　　编：100021
E - mail：pmph @ pmph.com
购书热线：010-59787592　010-59787584　010-65264830
印　　刷：北京盛通印刷股份有限公司
经　　销：新华书店
开　　本：787×1092　1/16　印张：13
字　　数：316 千字
版　　次：2021 年 1 月第 1 版
印　　次：2023 年 9 月第 2 次印刷
标准书号：ISBN 978-7-117-31197-7
定　　价：59.00 元

打击盗版举报电话：010-59787491　E-mail：WQ @ pmph.com
质量问题联系电话：010-59787234　E-mail：zhiliang @ pmph.com

序 一

不断深化教学改革是教育界同仁们一直以来都在致力探索的工作。2017年底，国务院办公厅发布《国务院办公厅关于深化医教协同进一步推进医学教育改革与发展的意见》(国办发〔2017〕63号)，明确提出要"深化院校医学教育改革"。

为了探索医学创新人才培养模式，提高医学相关人才培养质量，我国各医学教育高等院校也在积极开展以"器官 - 系统为中心"的基础医学整合课程的教学改革，但由于师资和各校其他配套条件的限制，多数仅在临床医学专业中挑选部分学生进行小规模、精英班的整合性教改尝试，大部分学生较难收益，而与之相配套的整合教材也明显不足。国内现有的《组织学与胚胎学》教材多为前半部分是组织学总论、各论，后半部分是胚胎学总论、各论，并非有机整合，而且在整体精简学时的大环境下，特别是对非临床医学专业的学生来说内容略多。

深圳大学医学部基础医学院的老师们在"组织学与胚胎学"学科内部进行了内容的有机整合；并针对非临床医学专业该学科课时少的现状，精简教材内容。在捧读此教材的初稿后，笔者甚感欣喜。此版教材紧扣时代脉搏，顺应知识交叉融合之教学改革大趋势，面向非临床医学专业本科的培养需求，作出重大创新，将胚胎发生的各论揉合至各系统组织学章节内容之中，简明扼要并兼顾知识的广度与深度，重点突出，将人体各系统基本组织学结构、其胚胎发生过程及先天性疾病进行有机重组，基础与临床密切融合，有助于教师开展基于器官 - 系统的整合式教学，有助于激发学生的学习兴趣，拓展学生的思维，培养学生辩证、创新的能力。

希望本书的出版可以抛砖引玉，促进相关领域内教材编写的整合和改进。在此特向本整合教材的各位主编及编者表示祝贺及敬意！

朱卫国

2020 年 7 月于深圳大学

序 二

为什么我们需要一本新的《组织学与胚胎学》教材？

医学教育总是在不断变化和发展；然而，即使到了今天，各个医学学科也往往是分开讲授。组织学和胚胎学总是被视为两个不同的学科，这导致有些学生难以理解器官及其组织形成之间的关系，从而在学习过程中难以充分理解一些概念。市面上的教材虽然同时涵盖组织学和胚胎学的专题，但遗憾的是大多未将二者进行系统地整合介绍，即组织器官的形态结构通常在书的前半部分介绍，后半部分则介绍组织器官的形成过程。

本书较好地解决了上述问题。它将组织学与胚胎学的知识进行重新组织和整合，并仍然极力强调组织学和胚胎学基础知识的重要性。在每一章描述组织构造的内容中，同时介绍了其在胚胎发育时期是如何形成的。这种形式可以很好地帮助读者了解这些发育过程对于复杂结构形成的重要性，以及组织形成过程中出现问题从而导致的组织结构异常和由此引发的各种疾病。

本书的另一个重要特点是，无论是在编辑安排上还是在内容上都特别照顾到了学习和复习的方便。每章都附有学习要点和重点，简化了学习内容，突出了重点。正文中插入了必要的显微拍摄图片，并进行了很好地注释。为了便于学习和快速复习，重要内容和概念都用黑体显示，每章末尾都放上了学习要点总结和复习题清单。

最后，本书适用于护理学、药学、治疗学、预防医学等专业的学生。

陈活彝

2020 年 7 月于香港中文大学医学院，
生物医学学院

Why do we need a new textbook on histology and embryology?

Medical education keeps on changing and evolving. Yet, even now, various topics on medical sciences are often taught separately, and histology and embryology are always regarded as two different disciplines. Some students might have thought that the organization and the formation of tissues are not related, leading to have difficulties in integrating different concepts and failure to thoroughly understand how basic organizations of tissues are derived. Some textbooks have topics both on histology and embryology, but unfortunately, tissue organizations are usually described separately in the first part of the book while the latter part focuses on the formation of tissues, without any integration of knowledge.

This book beautifully counters this situation. It does so by re-organizing all histology topics and integrating the embryology concepts into the content of tissue organizations. Despite of this re-organization and integration of knowledge, it still strongly emphasizes the importance of providing basic knowledge of both histology and embryology. In each of the chapters where tissue organizations are introduced in detail, how tissues are arisen during the period of embryonic development is also simultaneously described. Readers will benefit from this approach by instantly understanding how important all these development processes are for the proper formation of the complex structures. They will also instantly understand how the abnormal formation of the tissues may lead to anomalies of tissue organizations, thus resulting in various kinds of diseases.

Another important feature of this book is that both the editorial arrangement and the content of the book are specially catered for easy learning and revision. Each chapter has a checklist for learning and a reminder of difficult concepts, simplified learning materials and highlighted focuses with bullet points. Essential and highly illustrative photomicrographs and updated graphics and diagrams are inextricably intertwined with the text. For easy learning and quick revision, important contents and concepts are bold printed, and a summary of learning main points and a list of revision questions are put up toward the end of each chapter.

In short, this book is particularly written for pre-clinical medical students and students in allied health sciences including nursing, pharmacy, physiotherapy, occupational therapy and preventive medicine.

Wood Yee Chan(Prof.)
BSc(Hons), MPhil, PhD, CBiol, MIBiol
Professor and Associate Director
School of Biomedical Sciences
Head, Division of Biomedical Sciences
Former Chairman, Department of Anatomy
Faculty of Medicine
The Chinese University of Hong Kong
Hong Kong, China

前　言

　　本教材是由深圳大学医学部各位教师通力合作，根据非临床医学专业本科的培养目标，结合多年的组织学与胚胎学教学实践编写而成，适合护理学、药学、预防医学等医学相关学科的本科或专科教学使用。

　　本教材在注意传承的基础上，突出内容创新，对组织学与胚胎学的基本内容做了全面、系统、有机的重新编排和简明扼要的讲述，从读者学习、复习的角度出发，有利于读者奠定坚实的知识基础。

　　全书共设18章，特点分别如下：

　　1. 内容整合，不再是传统的组织学与胚胎学内容的前后罗列，而是将胚胎发生的各系统各论整合到组织学各系统中，这是本书最大的创新之处。

　　2. 内容精简，突出学习重点，非常适合非临床专业本科教学使用。

　　3. 每章均注明学习要点、重点，方便学生学习和课后复习。

　　4. 正文以笔记提纲形式为主，使学生容易理解和记忆。

　　5. 文中重要概念用黑体字标出，方便学生阅读和快速理解。

　　6. 适当加入内容扩展链接，方便学生扩展知识和提高兴趣。

　　7. 每章均附思考题目。

　　8. 本教材含有大量插图，包括示意图、模式图、光镜图及电镜图等，有助于学生学习理解。部分插图为深圳大学学生所绘。

　　本教材从构思、编写到出版得到了深圳大学医学部的大力支持，各位编委在繁忙的工作、科研之余，为书稿的完成付出了诸多的时间和精力。在此教材即将面世之际，谨向支持和关心本教材编写工作的所有单位和领导致以最诚挚的谢意。

　　由于本书主编经验不足，编写水平能力有限，难免有些疏漏或错误，敬请读者们给予批评和指正。

沙　鸥　范新民

2020 年 7 月于深圳大学

目　录

第一章　组织学与胚胎学绪论··1

第一节　组织学绪论··1

一、组织学研究内容与意义··1

二、学习方法··2

第二节　胚胎学绪论··2

一、胚胎学研究内容与意义··2

二、胚胎分期··3

三、胚胎学的分支学科··3

第三节　组织学与胚胎学研究技术··3

一、光镜技术··3

二、电镜技术··5

三、组织化学技术··5

四、细胞培养和组织工程··6

第四节　复习思考题··6

第二章　上皮组织··7

第一节　被覆上皮··7

一、单层扁平上皮··7

二、单层立方上皮··8

三、单层柱状上皮··8

四、假复层纤毛柱状上皮··9

五、复层扁平上皮··10

六、复层柱状上皮··10

七、变移上皮··10

第二节　腺上皮和腺··11

一、外分泌腺的形态··11

二、外分泌腺的构成··11

第三节　细胞表面的特化结构··12

一、游离面··12

二、侧面 ··· 13
三、基底面 ··· 14
第四节 复习思考题 ··· 15

第三章 结缔组织 ·· 16
第一节 疏松结缔组织 ··· 16
一、细胞构成 ··· 16
二、纤维 ··· 20
三、基质 ··· 20
第二节 致密结缔组织 ··· 21
一、规则致密结缔组织 ··· 21
二、不规则致密结缔组织 ······································ 21
三、弹性组织 ··· 21
第三节 脂肪组织 ··· 21
一、黄色脂肪组织 ·· 22
二、棕色脂肪组织 ·· 22
第四节 网状组织 ··· 22
第五节 复习思考题 ··· 22

第四章 肌组织 ·· 23
第一节 骨骼肌 ··· 23
一、骨骼肌结缔组织被膜 ······································ 23
二、骨骼肌纤维光镜结构 ······································ 24
三、骨骼肌纤维电镜结构 ······································ 24
四、骨骼肌纤维收缩原理 ······································ 26
第二节 心肌 ·· 27
一、心肌纤维光镜结构 ··· 27
二、心肌纤维电镜结构及收缩原理 ·························· 27
第三节 平滑肌 ··· 28
一、平滑肌纤维光镜结构 ······································ 28
二、平滑肌纤维电镜结构 ······································ 28
三、平滑肌纤维收缩原理 ······································ 29
第四节 复习思考题 ··· 29

第五章 神经组织和神经系统 ···································· 30
第一节 神经组织 ··· 30
一、神经元 ··· 30
二、神经突触 ··· 32

　　三、神经胶质细胞·······································33
　　四、神经纤维和神经·····································34
　　五、神经末梢···35
　第二节　神经系统···37
　　一、大脑皮质···37
　　二、小脑皮质···38
　　三、脊髓灰质···39
　　四、神经节···39
　　五、其他···39
　第三节　复习思考题·······································40

第六章　胚胎发生总论·······································41
　第一节　受精···41
　　一、受精···41
　　二、受精过程···41
　　三、受精的意义···42
　第二节　胚泡形成和植入···································42
　　一、胚泡形成···42
　　二、植入···43
　　三、胚层形成···44
　　四、三胚层的分化·······································46
　　五、胎膜···48
　　六、胎盘···50
　　七、双胎、多胎和联胎···································52
　　八、先天性畸形···53
　第三节　复习思考题·······································53

第七章　感觉器官结构及神经系统发生·······················55
　第一节　眼···55
　　一、眼球壁···55
　　二、眼球内容物···59
　　三、眼附属器官···60
　第二节　耳···61
　　一、外耳···61
　　二、中耳···61
　　三、内耳···62
　第三节　眼的发生···63
　　一、眼球的发生···63

二、眼的常见畸形··· 64

第四节　耳的发生·· 65
一、内耳的发生··· 65
二、中耳的发生··· 65
三、外耳的发生··· 65
四、耳的常见畸形··· 65

第五节　颜面的形成·· 65

第六节　神经系统发生·· 66
一、神经管和神经嵴的早期分化··· 66
二、脊髓的发生··· 66
三、脑的发生··· 66
四、神经节和周围神经的发生·· 67
五、垂体的发生··· 67

第七节　复习思考题·· 67

第八章　软骨和骨及肢体的发生·· 68
第一节　软骨·· 68
一、软骨细胞··· 68
二、软骨基质··· 68
三、软骨膜··· 69
四、软骨分类··· 69
五、软骨的生长方式··· 70

第二节　骨·· 70
一、骨基质··· 70
二、骨组织的细胞·· 71
三、长骨的结构··· 72

第三节　骨的发生·· 73
一、骨组织的发生过程··· 73
二、骨组织的发生方式··· 74
三、骨的进一步生长··· 76
四、影响骨生长的因素··· 76

第四节　肢体的发生·· 76

第五节　复习思考题·· 76

第九章　血液、循环系统及发生·· 78
第一节　血液及发生·· 78
一、血液··· 78
二、红细胞··· 79

三、白细胞 ·· 80

四、血小板 ·· 81

五、淋巴 ·· 81

六、骨髓 ·· 81

七、血细胞的发生 ···································· 82

第二节 循环系统 ······································ 83

一、心脏的结构 ······································ 83

二、心传导系统 ······································ 84

三、血管结构及分类 ·································· 84

第三节 循环系统的发生 ································ 87

一、原始心血管的建立 ································ 87

二、心脏发生 ·· 87

三、胎儿血液循环 ···································· 88

四、心脏畸形 ·· 89

第四节 复习思考题 ···································· 89

第十章 免疫系统 ·· 90

第一节 概述 ·· 90

一、免疫系统的组成 ·································· 90

二、免疫系统的功能 ·································· 90

三、免疫系统功能的分子基础 ·························· 90

第二节 主要的免疫细胞 ································ 91

一、淋巴细胞 ·· 91

二、单核 - 吞噬细胞系统 ······························ 91

三、抗原呈递细胞 ···································· 91

第三节 淋巴组织 ······································ 91

第四节 淋巴器官 ······································ 92

一、胸腺 ·· 92

二、淋巴结 ·· 94

三、脾 ·· 95

四、扁桃体 ·· 96

第五节 复习思考题 ···································· 96

第十一章 皮肤及发生 ···································· 97

第一节 表皮 ·· 97

一、角质形成细胞 ···································· 97

二、非角质形成细胞 ·································· 98

第二节 真皮 ··· 100

一、乳头层 100
二、网织层 100
第三节　皮下组织 100
第四节　皮肤的附属器 101
一、毛 101
二、皮脂腺 102
三、外泌汗腺 102
四、顶泌汗腺 102
五、指（趾）甲 102
第五节　皮肤的再生 103
第六节　复习思考题 103

第十二章　内分泌系统 104
第一节　甲状腺 104
一、一般结构 104
二、甲状腺滤泡 104
第二节　甲状旁腺 106
一、主细胞 106
二、嗜酸性细胞 106
第三节　肾上腺 106
一、一般结构 106
二、皮质 106
三、髓质 107
第四节　垂体 108
一、腺垂体 108
二、神经垂体 109
第五节　松果体 109
第六节　甲状腺、肾上腺和垂体的发生 110
一、甲状腺的发生 110
二、肾上腺的发生 110
三、垂体的发生 110
第七节　复习思考题 110

第十三章　消化管 111
第一节　消化管壁的一般结构 111
一、黏膜 111
二、黏膜下层 112
三、肌层 112

　　四、外膜 112
　第二节　口腔 112
　　一、舌 113
　　二、牙 114
　第三节　咽 115
　第四节　食管 115
　　一、黏膜 115
　　二、黏膜下层、肌层和外膜 116
　第五节　胃 116
　　一、黏膜 116
　　二、黏膜下层、肌层和外膜 118
　第六节　小肠 119
　　一、黏膜 119
　　二、黏膜下层、肌层和外膜 121
　第七节　大肠 121
　　一、盲肠、结肠与直肠 121
　　二、阑尾 122
　　三、肛管 122
　第八节　消化管的淋巴组织 122
　第九节　胃肠道的内分泌细胞 123
　　一、胃肠内分泌细胞的形态和种类 123
　　二、主要的胃肠内分泌细胞 123
　第十节　复习思考题 124

第十四章　消化腺结构及消化系统发生 125
　第一节　大唾液腺 125
　第二节　胰腺 125
　　一、外分泌部 126
　　二、内分泌部 127
　第三节　肝 127
　　一、一般结构 127
　　二、肝小叶 127
　　三、门管区 128
　　四、血液循环 128
　第四节　胆囊与胆管 129
　　一、胆囊 129
　　二、胆管 129
　第五节　消化系统的发生 129

一、咽的发生及咽囊的演变 ·· 129

二、甲状腺的发生 ··· 130

三、食管和胃的发生 ··· 130

四、肠的发生 ··· 130

五、肝和胆的发生 ··· 131

六、胰腺的发生 ··· 131

七、消化系统的常见畸形 ··· 132

第六节　复习思考题 ··· 133

第十五章　呼吸系统及发生 ··· 134

第一节　鼻腔 ··· 134

一、前庭部 ··· 134

二、呼吸部 ··· 134

三、嗅部 ··· 135

第二节　喉 ··· 136

第三节　气管与主支气管 ··· 136

一、气管 ··· 136

二、主支气管 ··· 138

第四节　肺 ··· 138

一、肺导气部 ··· 138

二、肺呼吸部 ··· 141

三、肺间质和肺巨噬细胞 ··· 143

四、肺的血管、淋巴管和神经 ··· 143

第五节　呼吸系统的发生 ··· 144

第六节　复习思考题 ··· 145

第十六章　泌尿系统及发生 ··· 146

第一节　肾单位 ··· 147

一、肾小体 ··· 147

二、肾小管 ··· 149

三、集合管 ··· 150

四、球旁复合体 ··· 151

五、肾间质 ··· 151

六、肾的血液循环 ··· 151

第二节　排尿管道 ··· 152

一、输尿管、膀胱和尿道的发生 ······································· 152

二、输尿管、膀胱和尿道的畸形 ······································· 152

三、输尿管的组织结构 ··· 152

　　四、膀胱 ·· 152
　第三节　肾脏的发生 ································· 153
　　一、前肾 ·· 153
　　二、中肾 ·· 153
　　三、后肾 ·· 153
　　四、肾脏发育畸形 ································· 154
　第四节　复习思考题 ································· 154

第十七章　男性生殖系统及发生 ········· 155
　第一节　睾丸 ··· 155
　　一、生精小管 ······································· 155
　　二、睾丸间质 ······································· 158
　第二节　生殖管道 ································· 159
　　一、附睾 ·· 159
　　二、输精管 ·· 159
　第三节　附属腺 ····································· 160
　第四节　阴茎 ··· 160
　第五节　男性生殖系统的发生 ············· 160
　　一、睾丸的发生 ··································· 160
　　二、生殖管道的发生与演化 ············· 161
　　三、外生殖器的发生 ·························· 161
　　四、主要畸形 ······································· 161
　第六节　复习思考题 ····························· 162

第十八章　女性生殖系统 ····················· 163
　第一节　卵巢 ··· 163
　　一、卵巢的结构 ··································· 163
　　二、卵巢的发生 ··································· 164
　第二节　输卵管 ····································· 166
　第三节　子宫 ··· 167
　　一、子宫壁的一般结构 ······················ 167
　　二、子宫内膜的周期性变化 ············· 168
　　三、子宫颈 ·· 169
　第四节　阴道 ··· 169
　第五节　乳腺 ··· 169
　　一、乳腺的一般结构 ·························· 169
　　二、静止期乳腺 ··································· 169
　　三、活动期乳腺 ··································· 170

第六节　女性生殖系统的发生 ··· 170

一、卵巢的发生 ·· 170

二、女性生殖管道及其演变 ·· 170

三、外生殖器的发生 ·· 171

四、主要畸形 ·· 171

第七节　复习思考题 ··· 171

中英文名词对照索引 ··· 172

第一章　组织学与胚胎学绪论

> **重点**
> ● 组织学定义及学习方法
> ● 胚胎学定义及研究内容
> ● 胚胎发育的分期
> ● 石蜡切片术的基本原理
> ● HE 染色法
> **难点**
> ● 电镜技术的基本原理

　　组织学（histology）：即显微解剖学，是研究机体微细结构及功能的科学，研究范围主要包括组织、细胞、亚细胞及分子水平等。

　　胚胎学（embryology）：是研究生命从受精卵起发育成新个体的过程及机制的科学，主要包括生殖细胞发生、受精、胚胎发育、胚胎与母体关系及先天性畸形等内容。

第一节　组织学绪论

一、组织学研究内容与意义

（一）组织学研究内容

1. 人体结构层次　人体结构主要包括六个层次。

（1）化学元素（chemical）：组成人体的化学元素目前已知的有60多种，包括氧、碳、氢、氮、钙、磷、钾、钠等。这些元素组成了生物体内的各种分子（molecule），例如蛋白质、脂肪、碳水化合物等。

（2）**细胞**（cell）：由各种分子组成，是构成机体结构和功能的基本单位，成人约含有200余种、10^{15} 个细胞。除红细胞外，所有细胞均含有细胞膜、细胞质和细胞核结构，但这些细胞在大小、形状、内部结构、寿命等方面各有不同。

（3）**组织**（tissue）：由细胞群和细胞外基质构成的群体结构。细胞外基质由细胞分泌形成，但又反过来调节细胞的功能和状态。

　　人体四大基本组织为上皮组织、结缔组织、肌组织和神经组织。

（4）**器官**（organ）：四大基本组织以不同的种类、数量和方式组合形成具有一定形态、结构和功能的器官,如心脏、肝脏、肾脏等。

（5）**系统**（system）：体内若干结构相连、功能相关的器官构成系统,以完成连续的生理活动。

人体九大系统:运动、呼吸、消化、神经、内分泌、免疫、生殖、泌尿和循环系统。

（6）**个体**（individual）：上述系统相互配合构成完整的生命个体。

2.组织学研究层次　主要在组织、细胞、亚细胞和分子水平。

（二）组织学研究意义

1.组织学重点关注机体形态结构,生理学更注重功能研究,因此组织学的发展促进了生理学的进步。

2.组织学关注正常的结构和功能,而病理学是研究疾病状态的结构和形态,因此组织学是病理学研究的基础。

3.组织学的研究和发展大大促进人类对自身的深入了解。

二、学习方法

（一）留意审视角度

1.组织水平　主要留意组织结构的层次顺序、特征性结构和细胞。实质器官结构主要由外（例如器官被膜）向内描述;空腔器官主要描述管壁结构,由内（管腔面）向外分层描述。

2.细胞水平　主要观察细胞的分布、结构特点及功能,主要包括光学显微镜（light microscope,LM）和电子显微镜（electron microscope,EM）两个层面。LM 结构,又称显微结构,重点从细胞、细胞核和细胞质三个方面描述;重要细胞还要理解 EM 结构,又称超微结构。

（二）注重结构和功能相统一

结构是功能的基础,功能是结构的必然表现。

（三）培养观察能力

重视实习课和图像观察,培养空间思维能力;将二维图形还原为三维构像（图1-1）。

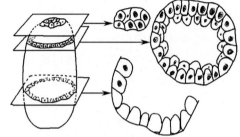

A 中空球状结构不同部位切片

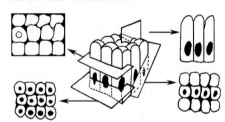

B 单层高柱状细胞不同部位切片

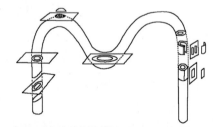

C 管状结构不同部位切片

图 1-1　各种形态切片示意图

（绘图:深圳大学 2017 级临床医学专业　王玺）

第二节　胚胎学绪论

一、胚胎学研究内容与意义

（一）胚胎学研究内容

1.生殖细胞发生　包括男、女生殖细胞形态、功能及数量等。

2．受精 是异性生殖细胞结合形成新生命的开始。

3．胚胎发育 不同发育阶段具有不同特点。

4．胚胎与母体关系 研究各种母体因素对胚胎的影响。

5．先天性畸形及预防。

（二）胚胎学研究意义

1．通过理解生命个体的发生和发育，更深入地理解解剖学、组织学、病理学、遗传学等知识。

2．是产科学的基础，对先天性畸形预防和生殖工程学（如试管婴儿）的研究具有重要意义。

3．可培养动态的空间思维方法。

二、胚胎分期

胚胎发育时间是从受精开始计算，共38周，266d，可分2期。

1．**胚期**（embryonic period） 0～8周，在此期单个受精卵经迅速和复杂的发育形成具有各器官、系统和初具雏形的胎儿（fetus）。此时约为3cm长，因此又称袖珍人。

2．**胎期**（fetal period） 9～38周（出生），此期胎儿逐渐长大，各系统内器官继续发育并出现功能活动。胚期质变为主，而胎期量变明显，因此胚期的不良影响容易造成流产或畸形，是胚胎学学习的重点。

三、胚胎学的分支学科

1．描述胚胎学 主要通过使用形态学实验技术（例如光镜、电镜技术等）来研究胚胎外形演变、器官和系统形成及细胞增殖、分化、迁移、凋亡等过程。

2．比较胚胎学 以比较不同种系动物（包括人）的胚胎发育为主要研究内容，探讨生物进化的内在联系，以加深对人体胚胎发育的理解。

3．实验胚胎学 通过实验方法，对胚胎或体外培养的胚胎组织施行各种理化刺激，以研究胚胎发育的规律和机制。

4．分子胚胎学 以分子生物学的手段研究胚胎发育过程中基因表达的时间和空间顺序、调控机制，以及基因产物（蛋白质）在胚胎发育过程中的作用和相关机制，为目前胚胎学研究的前沿领域。

5．畸形学 主要研究各种先天性畸形发生的原因、机制和预防措施。

6．生殖工程学 人工介入早期生殖过程，以获得期望的新生个体，例如试管婴儿、克隆动物等。

第三节 组织学与胚胎学研究技术

一、光镜技术

光镜技术（light microscopy）即使用光学显微镜观察机体细微结构的技术，是组织学与胚胎学研究中最为普遍采用的技术。

（一）石蜡切片术（paraffin sectioning）

将组织制成石蜡切片以便观察，此为组织学与胚胎学研究中最为经典的实验技术。基本程序包括：

1. 取材　取新鲜组织切成小块（<1cm^3）。

2. 固定　例如用4%多聚甲醛固定蛋白质，以保持细胞和组织的形态及结构。

3. 脱水　使用不同浓度的梯度乙醇（逐步提高乙醇浓度），逐渐将组织块内的水分置换成乙醇。

4. 透明　由于乙醇不溶于石蜡，因此将组织块置于二甲苯，以二甲苯置换出组织中的乙醇，经此步骤组织块变得透明。

5. 渗透　将组织块置于液体石蜡中，以石蜡置换出组织内的二甲苯。

6. 包埋　即将组织块及液体石蜡置于模具中冷却，冷却后的组织块与石蜡硬度相当。

7. 切片　使用石蜡切片机，将组织块切成厚度5～10μm的石蜡切片，经过适当水浴、伸展后置于玻片上晾干，制成石蜡切片。

8. 染色　石蜡切片经脱腊复水后进行染色，最常用苏木精-伊红染色法，以便观察。

9. 封片　染色后的切片经中性树脂和盖玻片封固、晾干后即可观察。

10. 光镜观察　光镜下呈现的显微结构，最大的放大倍数为1 000倍，分辨率约为0.2μm。

（二）苏木精-伊红染色法

苏木精-伊红染色法（hematoxylin-eosin staining）简称HE染色法，主要使用苏木精和伊红以酸碱结合的原理进行染色（图1-2）。苏木精为碱性染料，使酸性结构着紫蓝色，例如染色质、粗面内质网、核糖体等。而伊红为酸性染料，使细胞质和细胞外基质等呈碱性的结构着红色，包括线粒体、滑面内质网、胶原蛋白、肌肉等。

嗜酸性（acidophilia），即组织、细胞或结构易被酸性染料染色的特性；**嗜碱性**（basophilia），即组织、细胞或结构易被碱性染料染色的特性；嗜中性（neutrophilia），即对酸性或碱性染料的亲和力均较弱的特性。

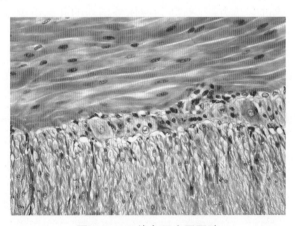

图1-2　HE染色示小肠肠壁

（三）其他光镜技术

1. 火棉胶包埋　适合于眼球、脑等较大组织的包埋和切片。

2. 冰冻切片　将组织迅速冷冻于液氮（-196℃）中后，进行低温包埋和切片。此方法快速并可以保留更多酶等蛋白质信息。

3．涂片 例如血、脑脊液内的游离细胞可直接制作涂片观察。

4．铺片 例如肠系膜、视网膜等薄层组织，可以直接撕成薄片后进行铺片、染色和观察。

5．磨片 将骨、牙齿等坚硬组织磨成薄片以便观察。

二、电镜技术

电镜技术（electron microscopy）指利用电子束代替光源，并采用电子显微镜研究机体超微结构的技术。主要分为透射电镜术和扫描电镜术。

（一）透射电镜术

透射电镜术（transmission electron microscopy，TEM）中的电子束可穿透观察样品，其与光镜技术区别要点在于：

1．用于观察组织细胞的超微结构（光镜观察：显微结构）。

2．取材、固定 组织块更小（<1mm^3），且常用戊二醛、锇酸双重固定，以获得更好的蛋白和脂类固定效果。

3．包埋 以硬度更强的树脂进行包埋，以便切得更薄。

4．切片 由于电子束的散射而穿透力低，所以切片要更薄（超薄切片：50～80nm 厚）。

5．染色 用重金属盐，如醋酸铀与柠檬酸铅染色。利用重金属离子带正电荷与组织上的负电荷相吸的原理进行染色。

6．成像原理 电子束射在吸附有较多重金属离子的结构上时被散射的程度大。射过组织的电子束少表现为暗成像，称电子密度高（黑或深灰色，例如溶酶体）；反之为电子密度低（浅灰色区域）。

7．放大倍数 几万到几十万倍，分辨率达 0.2nm。

（二）扫描电镜术

扫描电镜术（scanning electron microscopy，SEM）用于观察组织细胞的表面结构，具有真实的立体感，无需制备切片。

三、组织化学技术

组织化学（histochemistry）技术，即应用化学、物理、生物化学、免疫学或分子生物学等手段，结合组织学技术而产生的技术，可在组织切片中显示某种物质的存在和分布状态。可分三类：一般组织化学术、免疫组织化学术和原位杂交术。

（一）一般组织化学技术

其原理是组织中的某种结构成分与所加试剂发生化学反应、并呈现某种颜色，在显微镜下可观察到。如糖类：常使用过碘酸希夫反应（periodic acid Schiff reaction，PAS 法）。原理是过碘酸是强氧化剂，将糖类氧化成多醛，多醛与希夫试剂反应呈紫红色。

（二）免疫组织化学技术

免疫组织化学技术（immunohistochemistry technique）的原理是根据抗原、抗体特异性结合的原理，检测组织切片中的肽和蛋白质。用标记的抗体与组织中的抗原特异性结合，抗体上的标记物可于显微镜下观察。抗体标记物标有荧光素的可使用荧光显微镜观察，标有辣根过氧化物酶的可使用光镜或电镜观察，而标有胶体金的则多用电镜观察。

（三）原位杂交技术

原位杂交（in situ hybridization）技术，即核酸分子杂交组织化学术，检测基因（DNA 片段）的有无、基因的表达活性（mRNA）。原理是用带标记物的已知碱基顺序的核酸探针与细胞内待测核酸按碱基配对原则进行特异性原位结合（杂交），并通过对标记物的显示而获知待测核酸的有无及相对量。常用标记物有荧光、地高辛等。

四、细胞培养和组织工程

（一）细胞培养

细胞培养（cell culture），即把从机体取得的细胞在体外模拟体内的条件下进行培养；培养组织块或器官则称组织培养术或器官培养术。主要用于研究细胞、组织的代谢、增殖、分化、形态和功能变化，各种理化因子对活细胞的影响。培养条件包括营养、生长因子、pH、渗透压、O_2 和 CO_2 浓度、温度，控制污染。需要使用相差显微镜观察。

（二）组织工程

组织工程（tissue engineering），即用细胞培养术在体外模拟构建机体组织或器官的技术。正在构建的有皮肤、软骨、骨、肌腱、骨骼肌、血管、角膜等；其中以组织工程皮肤较为成功，已成为商品用于治疗烧伤、皮肤静脉性溃疡等疾病。

第四节 复习思考题

概念

1. 组织学
2. 胚胎学
3. 显微结构
4. 超微结构
5. 嗜酸性
6. 嗜碱性
7. 嗜中性
8. 电子密度高
9. 电子密度低

（沙　鸥）

第二章　上　皮　组　织

> **重点**
>   ● 上皮组织的结构特点和分类
>   ● 被覆上皮的分类、光镜结构、分布及功能
>   ● 外分泌腺的分类、腺泡及腺细胞的光镜特点
> **难点**
>   ● 微绒毛、纤毛及基膜的主要光、电镜结构特点
>   ● 细胞连接的电镜特点
>   ● 特化结构的功能及原理

上皮组织（epithelial tissue）：由密集排列的上皮细胞和极少量的细胞外基质组成。

上皮组织功能：主要起保护、分泌、吸收和排泄的作用，以及感知的作用。

上皮组织的分类：包括被覆上皮和腺上皮两类。**被覆上皮**（covering epithelium）包括单层扁平上皮、单层立方上皮、单层柱状上皮、假复层纤毛柱状上皮、复层扁平上皮、复层柱状上皮和变移上皮。**腺上皮**（glandular epithelium）是由腺细胞组成的以分泌功能为主的上皮。

第一节　被　覆　上　皮

被覆上皮分布在身体表面、体腔和有腔器官内表面。根据细胞层数及（表层）细胞形状将其分为以下几类。

一、单层扁平上皮

单层扁平上皮（simple squamous epithelium）由一层扁平（鳞状）上皮组成，主要分布在心、血管和淋巴管腔面（内皮）、胸膜、腹膜和心包膜表面（间皮），肺泡和肾小囊等处。

细胞呈不规则形或多边形，核呈椭圆形，位于细胞中央；细胞边缘呈锯齿状或波浪状，互相嵌合。沿垂直切面方向，细胞扁平且薄，仅胞核所在位置略厚，胞质少（图2-1）。

主要功能为保持细胞表面光滑，减少器官之间摩擦，有利于血液、淋巴流动及物质通透。

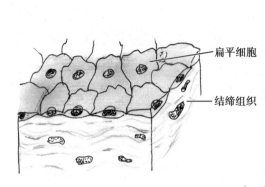
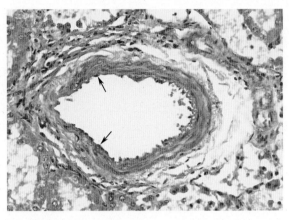

↓ - 内皮细胞核。

图 2-1 单层扁平上皮模式图（左）及光镜图（右，示中静脉）

（绘图：深圳大学 2017 级临床医学专业 王玺）

二、单层立方上皮

单层立方上皮（simple cuboidal epithelium）仅由一层近似立方形的细胞组成。主要分布在甲状腺滤泡和肾小管等处。

细胞上表面呈六角形或多角形；沿垂直切面呈立方形，核圆、居中（图 2-2）。

主要功能为分泌、排泄及吸收。

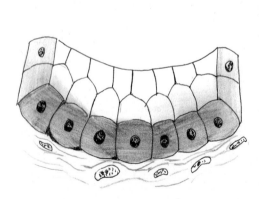
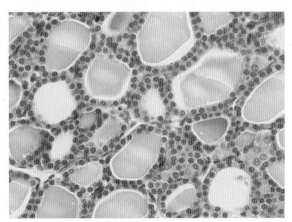

图 2-2 单层立方上皮模式图（左）及光镜图（右，甲状腺）

（绘图：深圳大学 2017 级临床医学专业 王玺）

三、单层柱状上皮

单层柱状上皮（simple columnar epithelium）仅由一层棱柱状细胞组成。主要分布在胃、肠、胆囊及子宫等处。

细胞上表面呈六角形或多角形；沿垂直切面呈柱状，核呈长椭圆形，近基底部，长轴与细胞长轴平行（图 2-3）。

肠道内单层柱状上皮之间散在分布杯状细胞（goblet cell），形似高脚酒杯，顶大底窄，核深染、位于底部（图 2-3）。胞质内充满分泌颗粒，分泌的黏蛋白形成黏液，起润滑和保护作用。

主要功能为分泌及吸收。

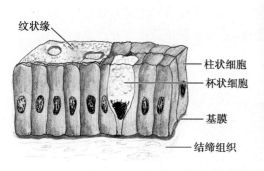
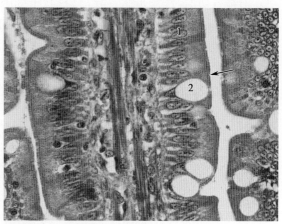

1- 柱状细胞；2- 杯状细胞；↓ - 纹状缘。

图 2-3　单层柱状上皮模式图（左）及光镜图（右）

（绘图：深圳大学 2017 级临床医学专业　王玺）

四、假复层纤毛柱状上皮

假复层纤毛柱状上皮（pseudostratified ciliated columnar epithelium）由一层多种形状的细胞构成，主要分布在呼吸道内表面，如气管。

细胞可呈柱状、梭形、锥形、杯状等各种形状，以柱状最多。细胞高矮不一，基底部均附着于基膜，核不在同一个水平上，沿垂直切面似复层细胞（图 2-4）。

主要功能为分泌黏液，清除异物。

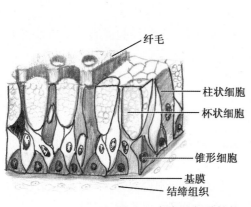
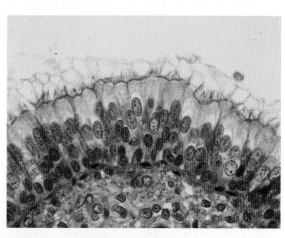

图 2-4　假复层纤毛柱状上皮模式图（左）及光镜图（右，气管）

（绘图：深圳大学 2017 级临床医学专业　王玺）

五、复层扁平上皮

复层扁平上皮（stratified squamous epithelium）由多层细胞构成，表层细胞呈扁平鳞片状，主要分布在皮肤、食管、阴道等处。

沿垂直切面，细胞形状各异，矮柱状干细胞紧靠基膜（基底层），具有增殖分化能力；向上是数层多边形细胞，再上是数层梭形或扁平细胞。位于皮肤的复层扁平上皮为角化上皮，特征是细胞核消失，胞质充满角蛋白，细胞退化逐渐脱落；位于口腔和食管等腔面的复层扁平上皮为未角化上皮，特征是浅层细胞有核，含角蛋白少，受损后再生能力强（图2-5）。

主要功能为耐摩擦、防止异物侵入，受损后修复，且角质层可防止水分挥发。

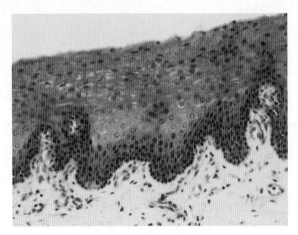

图2-5　复层扁平上皮光镜图

六、复层柱状上皮

复层柱状上皮（stratified columnar epithelium）由数层细胞组成，底部为一层或数层多边形细胞，浅部为单层整齐排列的矮柱状细胞，主要分布于结膜、男性尿道和部分腺体的大导管等处。

在垂直切面，细胞呈不同形态，核深染并位于细胞中央，底部细胞间有少量细胞外基质，浅部细胞排列较均匀。

主要功能为润滑、保护。

七、变移上皮

变移上皮（transitional epithelium）由一层或数层细胞构成，细胞形状因器官的空虚／扩张状态而变化，主要分布在排尿管道。

分布于膀胱的变移上皮细胞，当膀胱空虚时，上皮变厚，细胞层数增多，细胞呈立方形，体积较大；膀胱充盈时则相反，细胞呈扁梭形。表层细胞大而厚，称盖细胞（图2-6）。

主要功能为保护，可伸拉变形。

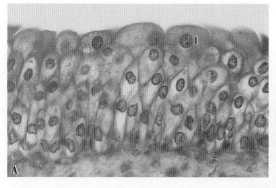 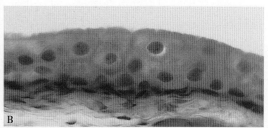

1-盖细胞。

图2-6　变移上皮光镜图（膀胱，A.空虚态；B.扩张态）

第二节　腺上皮和腺

腺细胞具有分泌功能，如分泌酶类、黏液和激素等。

腺上皮是由腺细胞组成的上皮组织，主要功能为分泌。

腺（gland）：是以腺上皮为主体的器官或结构。

外分泌腺（exocrine gland）：指腺体分泌物经导管排至体表或器官腔内，如汗腺、胃腺等。

内分泌腺（endocrine gland）：导管缺如，分泌物（激素）释放入血，如甲状腺、肾上腺等。

一、外分泌腺的形态

外分泌腺由分泌部和导管构成。分泌部可呈管状、泡状和管泡状。导管分为单腺和复腺（分支与否）。因此，外分泌腺的形态可分为单管状腺、单泡状腺、复管状腺、复泡状腺、复管泡状腺。

二、外分泌腺的构成

（一）分泌部

分泌部（secretary portion）由一层锥形腺细胞围出中央的腔。泡状和管泡状的分泌部称为腺泡（acinus）。

消化系统和呼吸系统中的腺细胞一般分为浆液性细胞和黏液性细胞两类。

1. 浆液性细胞及浆液性腺　**浆液性细胞**（serous cell）的核圆，位于细胞基底部，基底部胞质呈强嗜碱性，顶部含嗜酸性分泌颗粒（酶原颗粒）（图2-7）。

电镜下各细胞器的空间分布与蛋白质合成、分泌相关，胞质内（尤其基底部）有密集的粗面内质网，核上部有较发达的高尔基复合体和分泌颗粒，大量分泌颗粒提示腺细胞处于非分泌时相。

浆液性细胞组成浆液性腺泡。分泌部完全由浆液性腺泡构成的腺体，称浆液性腺，如腮腺。

2. 黏液性细胞及黏液性腺　**黏液性细胞**（mucous cell）的核呈扁圆形，位于细胞基底部。核周胞质可呈嗜碱性，其余区域几乎不着色，呈空泡或泡沫状（图2-7）。

电镜下基底部胞质中有一定量的粗面内质网,核上区有发达的高尔基复合体和极丰富的粗大黏原颗粒。

黏液性细胞组成黏液性腺泡。分泌部完全由黏液性腺泡构成的腺,称黏液性腺,如十二指肠腺。

3. 混合性腺泡及混合性腺 混合性腺泡,由浆液性细胞和黏液性细胞共同构成的腺泡。由浆液性、黏液性和混合性三种腺泡共同构成的腺,称**混合性腺**,如下颌下腺、舌下腺。

混合性腺泡基本以黏液性细胞为主,底部有少量浆液性细胞,在切片上呈半月形,称为**浆半月**(serous demilune)(图2-7)。黏液性细胞间隙扩大形成分泌小管,将浆半月的分泌物送至腺泡腔内。

肌上皮细胞(myoepithelial cell)呈扁平状,多突起,位于腺细胞外,收缩促进分泌物排出。

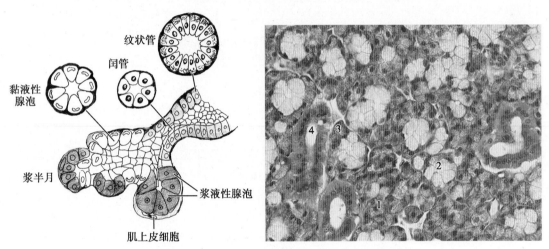

1-浆液性腺泡;2-黏液性腺泡;3-浆半月;4-导管。

图2-7 下颌下腺的混合性腺模式图(左)及光镜图(右)

(绘图:深圳大学2017级临床医学专业 王玺)

(二)导管

导管(duct)由单层或复层上皮构成(图2-7),与分泌部直接相连。主要功能是将分泌物排泄至体表或器官腔内,少量细胞也分泌、吸收水和电解质。

第三节 细胞表面的特化结构

上皮细胞具有极性,各面的结构与功能相适应,以下特化结构不限于上皮细胞。

一、游离面

(一)微绒毛

微绒毛(microvillus)与上皮细胞的游离面垂直,主要功能为增加细胞表面积,有利于吸收。

微绒毛呈微细指状突起,直径约0.1μm,长度各异,可调节(图2-8),如肠柱状上皮细胞的纹状缘(图2-3)。

微绒毛胞质中含有纵行的微丝（肌动蛋白丝），上端附着于微绒毛顶部，下端附着于细胞顶部的终末网（terminal web）。终末网为含肌球蛋白的微丝网，与细胞表面平行，侧面附着于中间连接。微丝收缩可调节微绒毛长度（图2-8）。

（二）纤毛

纤毛（cilium）位置与上皮细胞的游离面垂直，主要功能为通过节律性定向摆动，排出异物，例如呼吸道被覆的假复层纤毛柱状上皮。

纤毛是粗而长的突起，直径为 0.3～0.5μm，长度为 5～10μm。

电镜下呈"9+2"结构，即中央有 2 条单独的微管，周围有 9 组二联微管，二联微管一侧伸出 2 条短动力蛋白臂，可附着于相邻的二联微管，使其产生位移或滑动，形成纤毛整体运动，定向推送上皮表面的黏液及黏附的颗粒物。

纤毛基部含基体，结构致密，与中心粒结构基本相同，基体的微管与纤毛的微管相连。

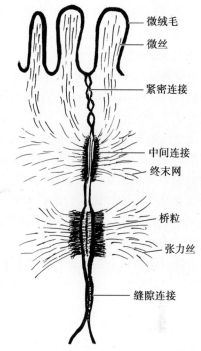

图 2-8 单层柱状上皮细胞游离面及侧面模式图
（绘图：深圳大学 2017 级临床医学专业 王玺）

二、侧面

上皮细胞的侧面即细胞的相邻面，特化形成多种细胞连接，功能为加强细胞间的机械联系，维持结构的完整性和协调性（图2-8）。

（一）紧密连接

紧密连接（tight junction）一般位于细胞的侧面顶端，主要功能为屏障，阻挡物质穿过细胞间隙。

电镜下紧密连接处的相邻细胞膜形成2～4个点状融合，使原本极窄的细胞间隙消失。

透射电镜配合冷冻蚀刻复型术，在紧密连接处的膜内，蛋白颗粒排列成2～4条嵴线，相互交错成网格，环绕细胞。相邻细胞的网格结构互相吻合，蛋白颗粒对接，封闭细胞间隙。

（二）中间连接

中间连接（intermediate junction）一般位于紧密连接下方，环绕上皮细胞顶部，主要功能为黏着、保持细胞形状，并传递细胞收缩力。

相邻细胞间隙为15～20μm。在膜的胞质内面，跨膜的细胞黏附因子（钙黏蛋白）的胞内部分与锚定蛋白结合，形成薄层致密物。微丝黏附其上，并在胞质中形成终末网。

（三）桥粒

桥粒（desmosome）一般位于中间连接下方，主要功能为细胞间的黏着，在易受摩擦的皮肤、食管等部位的复层扁平上皮中尤为发达。

桥粒呈斑状或纽扣状，大小不等。桥粒所在处相邻细胞间隙为20～30μm，间隙中央是一条由低电子密度丝状物交织而成的致密中间线，与细胞膜平行。细胞膜的胞质面各有一个由锚定蛋白构成的厚且致密的桥粒斑，与钙黏蛋白相连。胞质中有大量中间丝附着于桥粒斑，并折成袢状返回胞质，起固定和支持作用。

（四）缝隙连接

缝隙连接（gap junction）广泛存在于各种组织的细胞间。

超微结构显示该处相邻细胞膜高度平行，细胞间隙仅为 3nm，内有大量连接点，间隔大致相等。

冷冻蚀刻复型术显示缝隙连接处的胞膜中有许多柱状颗粒，大小不等，分布规律，称为连接小体，直径 7～9nm，中央为直径 2nm 的管腔，由 6 个连接蛋白分子围成。连接小体贯穿细胞膜的双层脂质，略突出于细胞表面。相邻两细胞膜的连接小体对接，管腔相通作为细胞直接交通的管道。管道受调控开放或闭合，分子量小于 1 500D 的物质可通过，如离子、cAMP、氨基酸、维生素及葡萄糖等，使细胞的营养代谢、增殖分化和功能等方面统一。

（五）连接复合体

两种或两种以上细胞连接紧邻组合成连接复合体（junctional complex）。

三、基底面

（一）基膜

基膜（basement membrane）位于上皮细胞基底面和深部结缔组织之间，主要功能为支持、连接和固着，作为半透膜有利于上皮细胞和深部结缔组织间物质交换，并引导上皮移动、影响细胞的增殖和分化。

光镜下，除假复层纤毛柱状上皮和复层扁平上皮较厚、可见粉红色外，一般太薄而难以分辨；镀银染色呈黑色。电镜下基膜分为基板和网板两部分（图 2-9），但毛细血管内皮下、肌细胞等，网板可缺如。

基板靠近上皮，由其分泌产生，厚 50～100nm，分为透明层和致密层，透明层电子密度低，紧贴上皮细胞基底面；致密层较厚，位于其下方。基板主要成分为层粘连蛋白、Ⅳ 型胶原蛋白和硫酸肝素蛋白多糖等。其中，层粘连蛋白具有与多种细胞及细胞外基质等结合的部位，在细胞与细胞外基质的连接中起媒介作用，促进细胞黏着在基膜上。

网板与结缔组织相连，由成纤维细胞分泌产生，主要由网状纤维和基质构成，可含少量胶原纤维。

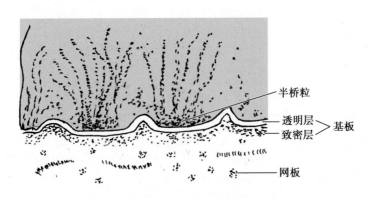

图 2-9 基膜和半桥粒超微结构示意图

（绘图：深圳大学 2017 级临床医学专业 王玺）

（二）质膜内褶

质膜内褶（plasma membrane infolding）与细胞基底面垂直，主要功能为扩大基底膜的表面积，有利于水和电解质的转运，主要见于肾小管。

由上皮细胞基底面的细胞膜折向胞质形成，内褶间为长杆状线粒体，与之平行（图2-10）。

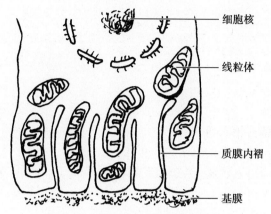

细胞核

线粒体

质膜内褶

基膜

图2-10　质膜内褶超微结构示意图
（绘图：深圳大学2017级临床医学专业　王玺）

（三）半桥粒

半桥粒（hemidesmosome）即桥粒的一半，位于上皮细胞基底面，主要功能为固定上皮细胞于基膜。质膜内也具有桥粒斑等，张力丝折成袢状返回胞质（图2-9）。

第四节　复习思考题

一、概念

1. 上皮组织
2. 变移上皮
3. 腺上皮和腺
4. 浆半月
5. 肌上皮细胞
6. 缝隙连接
7. 连接复合体
8. 基膜

二、思考题

1. 被覆上皮的分类及光镜下结构。
2. 腺的分类及光镜下特征。
3. 细胞连接的分类及功能。

（郑　娜）

第三章 结缔组织

> **重点**
> - 结缔组织的结构特点和分类
> - 疏松结缔组织的主要细胞结构和功能
> - 纤维和基质的形态特点、分子构成和特性
>
> **难点**
> - 巨噬细胞的功能
> - 组织液的形成和作用

结缔组织（connective tissue）：由细胞和大量细胞外基质构成，包括疏松结缔组织、致密结缔组织、脂肪组织、网状组织、血液、淋巴、软骨组织和骨组织，一般指疏松结缔组织和致密结缔组织。

疏松结缔组织（loose connective tissue）：又称蜂窝组织（areolar tissue），指细胞种类较多纤维数量较少排列稀疏的结缔组织，广泛分布于器官之间和组织之间。

致密结缔组织（dense connective tissue）：以粗大并排列致密的纤维为主要成分、细胞较少的结缔组织。

未分化的间充质细胞（undifferentiated mesenchymal cell）：即成体结缔组织的间充质干细胞，保留着多向分化潜能。

基质（ground substance）：由蛋白聚糖等生物大分子构成的无定形胶状物，填充于结缔组织细胞和纤维之间。

网状组织（reticular tissue）：由网状细胞和网状纤维构成，参与构成造血组织和淋巴组织。

第一节　疏松结缔组织

疏松结缔组织广泛分布于器官之间和组织之间，主要功能为连接、支持、防御和修复。特点为组成细胞种类较多，纤维数量较少，排列稀疏、血管丰富（图3-1）。

一、细胞构成

主要有成纤维细胞、巨噬细胞、浆细胞、肥大细胞、脂肪细胞、未分化的间充质细胞和白细胞等。各自的分布和数量因部位和功能状态而有差异。

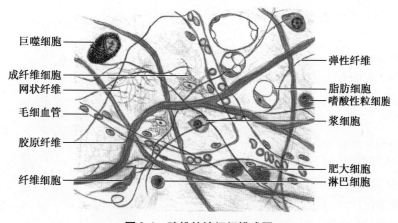

图 3-1 疏松结缔组织模式图

（绘图：深圳大学 2016 级临床医学专业 岳丽）

（一）成纤维细胞

成纤维细胞（fibroblast）是疏松结缔组织中最主要的细胞，附着在胶原纤维上。主要功能为分泌、调节细胞增殖和功能。

功能活跃时，细胞较大，多突起；核大，卵圆形，着色浅，核仁明显；胞质丰富，弱嗜碱性。电镜下，主要特征是持续性分泌蛋白质，即含丰富的粗面内质网和发达的高尔基复合体，高尔基复合体周围和细胞膜下方可见分泌小泡，细胞质中无明显的分泌颗粒。成纤维细胞的分泌物构成疏松结缔组织的纤维和无定形物质（图 3-2）。

功能静止时，称纤维细胞。此时，细胞较小，呈长梭形；核小，细长，着色深；胞质少，呈嗜酸性。电镜下，粗面内质网少，高尔基复合体不发达。创伤后，成纤维细胞逆转为纤维细胞，分裂、增殖向受损部位迁移，产生细胞外基质，形成瘢痕，修复创伤。

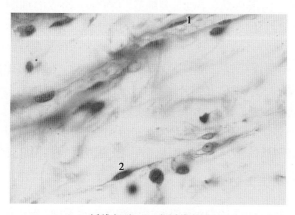

1- 纤维细胞；2- 成纤维细胞。

图 3-2 疏松结缔组织光镜图

（二）巨噬细胞

巨噬细胞（macrophage）是体内广泛存在的一种免疫细胞，来源于血液中的单核细胞。主要功能是参与免疫应答。

功能活跃时，形态不规则，形成较长伪足。光镜下，核较小，圆形或肾形，着色深；胞质丰富，嗜酸性，含异物颗粒和空泡。电镜下，表面有大量皱褶、微绒毛和少量球形隆起；胞质内有大量溶酶体、吞噬体、吞饮泡、残余体及数量不等的粗面内质网、高尔基复合体和线粒体；膜内侧有较多微丝和微管（图3-3）。

疏松结缔组织内的巨噬细胞称为组织细胞，当受细菌产物、炎症变性蛋白等物质刺激，细胞伸出伪足，朝这些化学物质浓度高的部位定向移动聚集，成为游走的活化细胞。这些化学物质称为趋化因子。巨噬细胞的这种特性称趋化性，巨噬细胞在此基础上发挥免疫应答功能，具体如下。

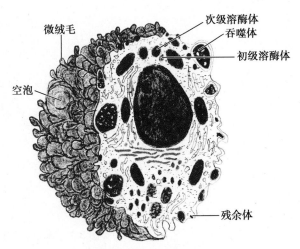

图3-3　巨噬细胞模式图
（绘图：深圳大学2016级临床医学专业　岳丽）

1. 吞噬作用　**吞噬作用**（phagocytosis）包括特异性吞噬与非特异性吞噬。

（1）特异性吞噬：抗体等识别因子识别并黏附细菌、病毒等被吞噬物，巨噬细胞通过表面受体与识别因子特异性结合，间接黏附被吞噬物。

（2）非特异性吞噬：无需识别因子的中介，巨噬细胞直接黏附并吞噬碳粒、粉尘、衰老死亡的细胞等。

异物较大时，多个巨噬细胞融合成多核巨细胞，黏附被吞噬物，伸出伪足将其包围并摄入胞质，形成吞噬体与溶酶体融合，被溶酶体降解的产物进入胞质后可被再次利用，不能分解的物质构成残余体。

2. 抗原呈递作用　由蛋白质、多肽、多糖等生物分子构成的细胞、细胞外基质、细菌、病毒等都具有大量抗原。免疫系统能够识别自身抗原和外来抗原，攻击细菌、病毒及表面抗原变异的自身细胞。

巨噬细胞是主要的抗原呈递细胞。巨噬细胞吞噬抗原，在溶酶体内分解，保留具特征性的短肽（抗原决定基），与MHC-Ⅱ类分子结合，形成抗原肽-MHC分子复合物，呈递到细胞表面。当T淋巴细胞接触抗原肽后，被激活并发生免疫应答。

3. 分泌作用　合成和分泌生物活性物质，如溶菌酶、补体、细胞因子等。溶菌酶分解细菌的细胞壁，杀灭细菌；补体参与炎症、病原微生物的溶解等；白细胞介素1刺激骨髓中白细胞增殖并释放入血。

（三）浆细胞

浆细胞（plasma cell）又称效应B淋巴细胞，主要分布于脾、淋巴结及消化管、呼吸道等黏膜的淋巴组织及慢性炎症部位，主要功能为合成与分泌免疫球蛋白（抗体），抑制或杀灭细菌及病毒，促进巨噬细胞的特异性吞噬。

浆细胞呈卵圆形或圆形；核圆，偏一侧；异染色质呈粗块状，从核中心向核膜呈辐射状分布；胞质丰富，嗜碱性，核旁区浅染。电镜下，胞质内大量平行排列的粗面内质网，浅染色区高尔基复合体发达（图3-4）。

（四）肥大细胞

肥大细胞（mast cell）源自骨髓的嗜碱性粒细胞祖细胞，经血液循环迁移到结缔组织，尤其是皮肤和呼吸道的结缔组织，主要功能为分泌多种物质，启动炎症反应及抗凝血。

细胞较大，圆形或卵圆形；核小而圆，居中；胞质内大量粗大的嗜碱性分泌颗粒，醛复红染色为紫色（见图3-1）。

肥大细胞释放多种物质以启动炎症反应，包括组胺和白三烯，使局部毛细血

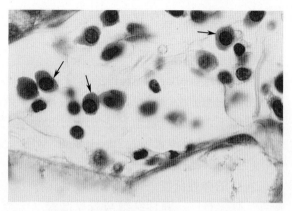

图3-4 浆细胞光镜图（箭头示浆细胞）

管和微静脉扩张、通透性增强，组织液渗出增多，局部红肿；中性粒细胞趋化因子和嗜酸性粒细胞趋化因子使这两种细胞迁入，分别吞噬细菌、抗原抗体复合物。肥大细胞还分泌肝素，起抗凝血作用。

机体第二次接触花粉、某些药物等抗原时，肥大细胞以胞吐方式释放颗粒内容物的过程称为脱颗粒。可致肥大细胞脱颗粒的物质为过敏原。过敏反应过程中组胺和白三烯可导致数量不等的红肿块，即荨麻疹；使肺内支气管平滑肌痉挛，黏液分泌增多，导致哮喘；使全身小动脉扩张，导致血压急剧下降，引起休克。肥大细胞释放的嗜酸性粒细胞趋化因子可发挥抗过敏反应作用。

（五）脂肪细胞

脂肪细胞（adipocyte, fat cell）单个或成群分布。主要功能为合成、储存脂肪，参与脂类代谢，以及分泌瘦素。

细胞较大，直径为50~100μm，呈球形或多边形。细胞内含一颗大脂滴，将核挤成弯月形，于细胞一侧；将其余胞质挤成很薄的一层，包绕脂滴。HE染色将脂滴溶解，细胞呈空泡状（图3-5）。最适宜的染色方法为苏丹Ⅲ或油红O染色，细胞内的脂肪成分被染成橙红色或红色。

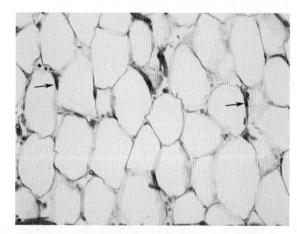

图3-5 脂肪细胞光镜图（HE染色，箭头示细胞核）

（六）未分化的间充质细胞

未分化的间充质细胞（undifferentiated mesenchymal cell）是成体结缔组织内的干细胞，主要分布在小血管周围。主要功能是在炎症及创伤后，大量增殖分化为成纤维细胞、内皮细胞及平滑肌细胞等，并参与结缔组织和小血管的修复。形态似纤维细胞。

（七）白细胞

白细胞（leukocyte, white blood cell）是多种细胞的统称，分布在血液内，主要功能为防御。

白细胞以变形运动从毛细血管和微静脉进入疏松结缔组织内。

二、纤维

（一）胶原纤维

胶原纤维（collagen fiber）的数量最多，韧性大，抗拉力强。生化成分为Ⅰ型胶原蛋白，由成纤维细胞分泌，在细胞外聚合成胶原原纤维，再黏结成胶原纤维。

光镜下，粗细不等，直径为 0.5～10μm，呈嗜酸性波浪形，有分支交织成网（见图 3-1）。电镜下，胶原原纤维直径为 20～100nm，呈明暗交替的周期性横纹，周期约 64nm（图 3-6）。

（二）弹性纤维

机体的**弹性纤维**（elastic fiber）含量略少，但分布广。弹性纤维与胶原纤维交织，维持疏松结缔组织的弹性和韧性。

光镜下，着色浅红，与胶原纤维难以鉴别，醛复红染色为紫色。纤维较细，直径为 0.2～1.0μm，表面光滑，末端常卷曲，分支交织成网状（见图 3-1）。电镜下，核心区由电子密度较低的均质无定形弹性蛋白组成；外周为电子密度较高的微原纤维，直径约 10nm，起支架作用，主要成分是原纤维蛋白。

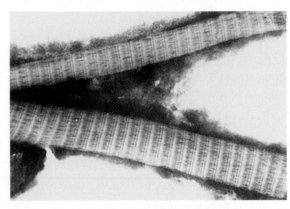

图 3-6　胶原原纤维电镜图

弹性蛋白分子以共价键广泛交联成网，任意卷曲。外力牵拉下，卷曲的弹性蛋白分子伸展拉长；除去外力后，回复卷曲状态。

（三）网状纤维

网状纤维（reticular fiber）主要由Ⅲ型胶原蛋白构成，表面为糖蛋白。主要分布在网状纤维及基膜的网板等。

纤维较细，直径为 0.5～2.0μm，分支多，交织成网。光镜下，HE 染色呈淡红色，镀银染色呈黑色（见图 3-1）。

三、基质

基质（ground substance）由生物大分子构成的无定形胶状物，无色透明，具有一定黏性。主要分布于结缔组织细胞和纤维之间。主要成分为蛋白多糖和纤维粘连蛋白，孔隙中为组织液。

（一）蛋白多糖

蛋白多糖（proteoglycan）又称黏多糖，由氨基聚糖（80%～90%）和蛋白质共价结合形成。主要功能为利用微孔分子筛调控传输及防御，允许水、营养物、代谢产物、激素、气体通过；大分子物质、细菌等被阻挡。但是，基质可被溶血性链球菌和癌细胞等产生的透明质酸酶破坏。

氨基聚糖（glycosaminoglycan，GAG），主要分硫酸化和非硫酸化两类。前者分子较小，如硫酸软骨素、硫酸角质素、硫酸乙酰肝素等，与核心蛋白结合，并向外辐射，形成蛋白聚糖亚单位，再与透明质酸结合形成蛋白多糖聚合体；非硫酸化氨基聚糖分子较大，盘绕状的长链大分子，长度为 2.5μm。

（二）纤维粘连蛋白

纤维粘连蛋白（fibronectin）是基质中最主要的粘连性糖蛋白，主要功能是连接媒介，表面的化学基团可结合细胞、胶原蛋白及蛋白多糖。

（三）组织液

含电解质、单糖、气体等小分子的混合液体从毛细血管动脉端渗入基质内，称为**组织液**（tissue fluid）。大部分在毛细血管静脉端回流至血液，小部分进入毛细淋巴管成为淋巴液回流入血（图3-7）。主要功能为运输以维持代谢，即构成血液与组织中的细胞进行物质交换的体液环境。一旦组织液的产生和回流失衡，或机体电解质和蛋白质代谢障碍，组织液含量增多或减少，将导致组织水肿或脱水。

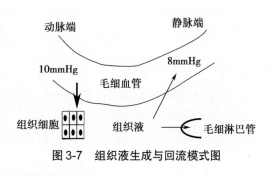

图3-7 组织液生成与回流模式图

第二节 致密结缔组织

致密结缔组织（dense connective tissue）由纤维辅以少量细胞构成。主要功能为连接、支持。纤维粗大，排列紧密。

根据纤维性质和排列方式分为3类。

一、规则致密结缔组织

主要构成肌腱、腱膜和韧带，使骨骼肌附着于骨。

大量密集的胶原纤维沿应力方向平行排列呈束状，抗牵拉力强。

纤维束中有腱细胞，属于成纤维细胞，胞体伸出多个突起插入纤维束之间。

二、不规则致密结缔组织

主要构成真皮、硬脑膜及多数器官的被膜。

粗大的胶原纤维交织成致密的三维网状结构，抵抗不同方向的应力。

纤维之间含少量基质和成纤维细胞。

三、弹性组织

主要构成黄韧带和项韧带等，以弹性纤维为主。

粗大的弹性纤维平行排列呈束状，其间有少量胶原纤维和成纤维细胞。

第三节 脂肪组织

脂肪组织（adipose tissue）主要由大量群集的脂肪细胞构成，并被疏松结缔组织分隔呈小叶。

根据脂肪细胞的结构和功能差异，将脂肪组织分为两类。

一、黄色脂肪组织

即通常所说的脂肪组织（某些为白色脂肪），主要分布在皮下、网膜和系膜等部位，主要功能为维持体温、缓冲、保护和填充，以及储存过剩能量。

由单泡脂肪细胞构成，胞内只有一个大的脂滴（图 3-5）。在某些刺激下，可以转化为棕色脂肪。

二、棕色脂肪组织

由多泡脂肪细胞和丰富的毛细血管构成，在新生儿和冬眠动物分布较多，在成人极少。主要功能为在寒冷的刺激下，产生热量。

脂肪细胞较小，核圆、居中，胞质内散在大小不等的脂滴，线粒体大而丰富。

第四节 网 状 组 织

网状组织（reticular tissue）由网状细胞和网状纤维构成。不单独存在，只构成造血组织和淋巴组织的支架，细胞和液体可以在网孔内自由流动，为血细胞发生和淋巴细胞发育提供微环境。

网状细胞（reticular cell）是一种有突起的星形细胞，相邻细胞的突起连接成网。细胞核较大，圆形或卵圆形，着色浅，常有 1～2 个核仁；胞质较多，粗面内质网丰富。

网状纤维由网状细胞产生，互相交织成网，并深陷于网状细胞的突起和胞体内，是网状细胞的支架。

第五节 复习思考题

一、概念

1. 结缔组织

2. 成纤维细胞

3. 特异性吞噬作用

4. 组织液

5. 未分化的间充质细胞

6. 浆细胞

7. 肥大细胞

8. 网状组织

二、思考题

1. 结缔组织的分类及组成。

2. 从形态结构、功能等角度分析成纤维细胞与纤维细胞的区别与联系。

3. 巨噬细胞的结构特点和主要功能。

（郑　娜）

第四章 肌 组 织

➢ 重点
  ● 骨骼肌纤维的光镜及电镜结构特点
  ● 心肌纤维的光镜及电镜结构特点
  ● 肌节、闰盘的结构及功能
  ● 平滑肌纤维的光镜结构特点
➢ 难点
  ● 骨骼肌纤维收缩机制

肌组织（muscle tissue）：主要由具有收缩功能的肌细胞构成，肌细胞之间含有少量结缔组织、血管、淋巴管及神经等。

肌纤维（muscle fiber）：肌细胞细长故又称肌纤维。

肌膜（sarcolemma）：即肌纤维的细胞膜。

肌浆（sarcoplasm）：即肌纤维的细胞质。

肌浆网（sarcoplasmic reticulum）：即肌纤维的滑面内质网。

肌组织的功能：主要是收缩使机体产生运动，或改变器官的形状。

肌组织分类：根据结构和功能特点，肌组织通常分为骨骼肌、心肌和平滑肌三种。其中骨骼肌和心肌在光镜下可见横纹，属于**横纹肌**（striated muscle）；骨骼肌受躯体神经随意支配，又称随意肌；心肌和平滑肌受自主神经支配，为不随意肌。

第一节 骨 骼 肌

骨骼肌（skeletal muscle）多借肌腱附着于骨骼，少数可附着于皮肤或独立存在。

一、骨骼肌结缔组织被膜

肌外膜（epimysium）：包裹在整块肌肉外面的致密结缔组织，含有血管、淋巴管及神经等（图 4-1）。

肌束膜（perimysium）：肌外膜伸入肌肉内部，将肌肉分隔成大小不等的肌束，包裹肌束的结缔组织称为肌束膜。

肌内膜（endomysium）：即包绕在每条肌纤维周围的薄层结缔组织。

结缔组织被膜功能：具有支持、连接、营养和功能调节的作用。

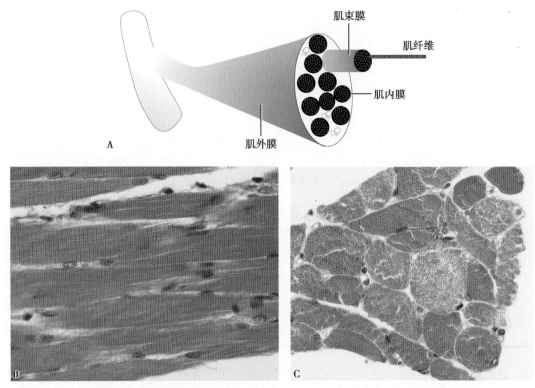

图 4-1 骨骼肌结缔组织被膜模式图（A）和光镜图（B. 纵切；C. 横切）

二、骨骼肌纤维光镜结构

肌纤维：呈规则的细长圆柱形，直径为 10～100μm，无分支，外有基膜（图 4-1）。

细胞核：多达几十甚至几百个，核呈扁椭圆形，位于周边肌膜下方。

肌浆：强嗜酸性，含有丰富的**肌原纤维**（myofibril），肌原纤维呈细丝状，沿肌纤维长轴平行排列。每条肌原纤维上都有明、暗相间的条带，每条肌原纤维的明带、暗带都排列在同一平面上，故骨骼肌纤维呈现出明、暗相间的周期性**横纹**（cross striation）。

运动可使人体合成更多的肌原纤维，于是肌原纤维数量增加，肌纤维变粗，肌肉就变大了。

肌卫星细胞（satellite cell）：位于骨骼肌的肌膜表面，细胞扁平、多突起，核扁圆，着色浅，核仁明显。肌卫星细胞具干细胞特性，肌损伤时可增殖分化，子细胞融合入受损肌细胞，参与肌纤维的修复。因此骨骼肌纤维具有一定的再生修复能力。

骨骼肌纤维的发生：来源于胚胎间充质，间充质细胞（mesenchymal cell）分化为生肌细胞（myoblast）后，生肌细胞成行排列，细胞膜相互融合形成含有多核而细长的管状结构，中央则合成了大量的肌原纤维，将细胞核推到了周围细胞膜的下方，形成了骨骼肌纤维。而部分细胞膜未有融合的生肌细胞就变成了肌卫星细胞附着于肌纤维的外表面。

三、骨骼肌纤维电镜结构

（一）肌原纤维

肌原纤维：电镜下，可见**明带**（light band，I 带）、**暗带**（dark band，A 带）交替排列，I 带中

央有一条深色的 Z 线，A 带中央有一条浅色窄带称 H 带，H 带中央有一条深色的 M 线（图 4-2）。

肌节（sarcomere）：即相邻两条 Z 线之间的一段肌原纤维，每个肌节由 1/2 I 带 + 1 个 A 带 + 1/2 I 带构成。肌节是肌纤维结构和功能的基本单位。

肌原纤维由平行排列的粗、细两种肌丝构成。

粗肌丝：位于肌节的中部，贯穿 A 带全长，中央固定于 M 线处，两端游离。

细肌丝：一端附着在 Z 线处，另一端伸到粗肌丝之间，达 H 带的外缘。

因此，明带只含细肌丝，H 带只含粗肌丝，H 带以外的暗带部分是由粗、细两种肌丝排列组成。

在横断面上，可见一根粗肌丝的周围排列有 6 根细肌丝，而一条细肌丝周围有 3 条粗肌丝。

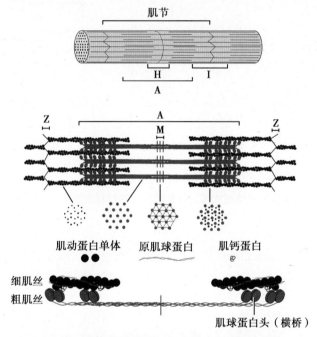

图 4-2　骨骼肌肌原纤维、肌丝及分子构成示意图

肌丝的分子组成有以下几种。

（1）**粗肌丝**（thick filament）：由**肌球蛋白**（myosin）分子集合而成（图 4-2）。

肌球蛋白分子形似豆芽状，分头和杆两部分。头部如同豆瓣，杆部如同豆茎，头和杆之间可以屈动。肌球蛋白分子的杆都是向着 M 线，而头都朝向粗肌丝的两端并露于表面，称为**横桥**（cross bridge）。

肌球蛋白分子头具有 ATP 酶活性，能与 ATP 结合。当其与肌动蛋白接触时，ATP 酶被激活，于是分解 ATP 释放出能量，使横桥发生屈伸运动。

（2）**细肌丝**（thin filament）：由肌动蛋白（actin）、原肌球蛋白（tropomyosin）和肌钙蛋白（troponin）三种分子组成（图 4-2）。

肌动蛋白单体为球形，相连形成肌动蛋白链，两条链呈螺旋状绞合形成纤维型肌动蛋白。每个球形肌动蛋白单体上都有一个可以与肌球蛋白头部相结合的活性位点。

原肌球蛋白分子呈细长丝状，是由两条多肽链相互缠扭而形成的双股螺旋状分子，嵌于肌动蛋白的双股螺旋链的浅沟内，盖住激动蛋白的活性位点。

肌钙蛋白附着于原肌球蛋白上，能与钙离子结合。

（二）横小管

横小管（transverse tubule）是肌膜陷入细胞内，形成的垂直于肌纤维长轴方向的小管。人与哺乳动物的横小管位于暗带与明带交界处，同一水平的横小管在细胞内的分支吻合环绕在每条肌原纤维周围（图4-3）。

功能：横小管可将肌膜的兴奋迅速传到肌纤维内。

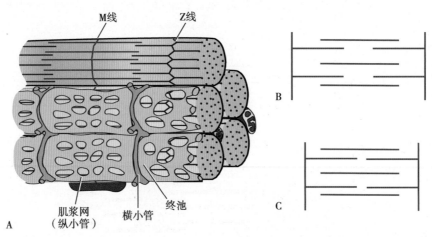

图4-3　骨骼肌纤维超微结构立体模式图（A）和肌节收缩过程示意图（B. 肌节舒张；C. 肌节收缩）

（三）肌浆网

肌浆网（sarcoplasmic reticulum）位于横小管之间，主要由纵小管和终池构成。肌浆网膜上、膜中有钙泵和钙通道，贮存和释放 Ca^{2+}，可调节肌浆中钙离子的浓度。

纵小管（longitudinal tubule）：肌浆网沿肌纤维长轴纵行排列并包绕每条肌原纤维所形成的纵行小管。

终池（terminal cisterna）：肌浆网在横小管两侧扩大呈扁囊状。

三联体（triad）：每条横小管与其两侧的终池组成三联体（图4-3）。

四、骨骼肌纤维收缩原理

肌丝滑动原理（sliding filament mechanism）：即收缩时，固定在 Z 线上的细肌丝沿粗肌丝向暗带内滑入，使明带和 H 带缩窄或消失，暗带长度不变，肌节缩短；而舒张时反向运动，肌节变长（图4-3）。

收缩过程如下：

（1）当神经冲动在运动终板传至肌膜时，肌膜去极化，冲动沿横小管传入肌纤维。

（2）在三联体处，横小管的冲动传到终池，使肌浆网内的 Ca^{2+} 释放到肌浆内。

（3）Ca^{2+} 与肌钙蛋白结合，引起原肌球蛋白的构型变化，致使肌动蛋白单体上的肌球蛋白结合位点暴露出来，迅速与肌球蛋白头部接触。

（4）肌球蛋白分子头部的 ATP 酶被激活，分解 ATP，释放出能量，使肌球蛋白分子头部向 M 线方向屈动,将细肌丝拉向 M 线。

(5)粗细肌丝产生滑动,明带缩短或消失,肌节缩短,肌纤维收缩。

(6)收缩完毕,肌浆内 Ca^{2+} 被泵入肌浆网内,肌钙蛋白恢复原来构型,肌球蛋白头部与肌动蛋白脱离接触,肌纤维恢复松弛状态。

一条肌纤维收缩,其内部的肌原纤维都会同时收缩。骨骼肌的收缩力度是通过调节参与收缩的肌纤维的数量而得以控制。

第二节 心 肌

心肌(cardiac muscle)位于心脏壁和与心脏相连的大血管根部管壁内,其收缩具有自动节律性。

一、心肌纤维光镜结构

心肌纤维:呈不规则的短圆柱状,有分支并互相连接成网。

细胞核:1~2个核,呈卵圆形,位居中央。

细胞质:纵切面上心肌纤维也有明、暗相间的周期性横纹,但不如骨骼肌纤维明显,肌原纤维位于周边,核周胞质染色浅,内含脂褐素。

闰盘(intercalated disk):两条心肌纤维相连处,是心肌纤维间的细胞连接,在 HE 染色的标本中呈着色较深的阶梯状粗线(图4-4)。

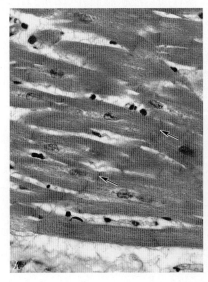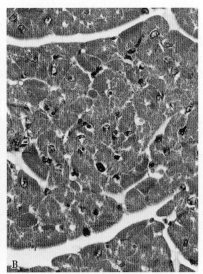

↓-闰盘。

图4-4 心肌纤维光镜图

A.纵切;B.横切。

二、心肌纤维电镜结构及收缩原理

肌原纤维:也有明带、暗带、H 带、M 线和 Z 线等结构,也由规则排列的粗肌丝和细肌丝组成,肌丝在肌节内的排列与骨骼肌纤维相同;也有横小管和肌浆网等结构。

心肌纤维电镜结构特点:

(1)肌原纤维结构不典型、粗细不等、界限不清,肌原纤维间线粒体丰富。

(2)横小管较粗,位于Z线水平。

(3)肌浆网稀疏,纵小管不发达,终池小而少,常见横小管与一侧的终池紧贴形成**二联体**(diad)。

(4)闰盘是心肌纤维间的连接结构,即相邻细胞的细胞膜密切接触,并形成细胞连接。闰盘呈阶梯形,包括横向和纵向连接面。

闰盘横位部分:有粘合带和桥粒。

闰盘纵位部分:相邻细胞膜间有缝隙连接。

闰盘功能:将心肌纤维连接成心肌纤维网,便于细胞间化学信息交流和电冲动传递,使心肌舒缩同步化。

心肌纤维收缩原理:肌丝滑动原理。

第三节 平 滑 肌

平滑肌(smooth muscle)广泛分布于中空性器官管壁内。

一、平滑肌纤维光镜结构

细胞:呈长梭形,大小和形状因所在部位和器官的功能状态而异(图4-5)。

胞核:单核,位于肌纤维中央,呈长椭圆形或杆状,着色较深。

胞质:嗜酸性,染色较深,无横纹。

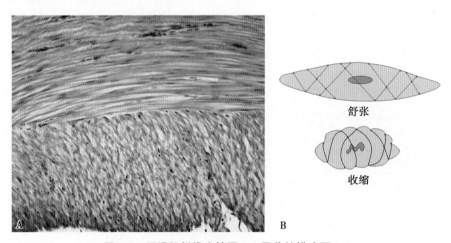

舒张

收缩

B

图4-5 平滑肌纤维光镜图(A)及收缩模式图(B)

二、平滑肌纤维电镜结构

细胞膜上有很多小凹,为肌膜内凹形成,类似于横小管。细胞膜上有许多电子密度高的斑块,称密斑(dense patch)。在胞质内有电子密度高的不规则小体,称密体(dense body)。

密斑、密体相当于骨骼肌纤维的 Z 线,上有细肌丝附着。密斑、密体之间有中间丝附着,构成细胞骨架。

平滑肌纤维内也有粗、细肌丝,位于细胞周边部的肌浆中,但不形成肌原纤维,也无肌节结构。

若干条粗、细肌丝聚集形成肌丝单位,又称肌收缩单位(contractile unit)。

粗肌丝由肌球蛋白构成,细肌丝主要由肌动蛋白构成。

平滑肌纤维间缝隙连接发达,利于功能同步。

三、平滑肌纤维收缩原理

肌丝滑动原理:平滑肌收缩是通过粗细肌丝之间的滑动完成的。

细肌丝附着于密体、密斑上;中间丝连接于密斑密体之间,可拉动密体、密斑靠近;粗细肌丝滑动导致平滑肌纤维收缩。

肌丝单位在两端肌膜内侧呈螺旋排布,再加上菱形网架的存在,造成平滑肌收缩时变短、增粗并呈螺旋状扭曲。

由于没有了肌节的限制,平滑肌纤维在收缩和舒张状态的长度可以变化很大。另外,平滑肌纤维增生活跃,再生能力强,因此临床常见多种平滑肌瘤病变。

第四节　复习思考题

一、概念
1. 肌纤维与肌原纤维
2. 肌膜与肌内膜、肌外膜
3. 肌浆与肌浆网
4. 肌节
5. 三联体
6. 心肌闰盘
7. 肌卫星细胞
8. 肌丝

二、思考题
1. 三种肌组织的光镜结构特点。
2. 三种肌纤维收缩的原理有何异同?

(沙　鸥)

第五章 神经组织和神经系统

> **重点**
> - 神经组织的构成
> - 神经元的光镜与电镜结构特点、功能及分类
> - 突触的结构和功能
> - 有髓与无髓神经纤维的结构和功能特点
> - 神经胶质细胞的分类、形态特点和主要功能
> - 大脑皮质的结构与功能
> - 小脑皮质的结构与功能
> - 脊髓灰质的结构特点及功能
> - 脊神经节的结构及功能
> - 血 - 脑屏障的组成及功能
>
> **难点**
> - 各种运动神经末梢和感觉神经末梢的一般结构和作用

第一节 神 经 组 织

神经组织由神经细胞和神经胶质细胞组成，为神经系统的主要组织成分。**神经细胞**（nerve cell）约 10^{12} 个，也称**神经元**（neuron），接受刺激、整合信息和传导冲动。神经胶质细胞（neuroglial cell）数量为神经元的 10～50 倍，对神经元起支持、保护、营养和绝缘等作用。

一、神经元

（一）神经元的结构（图 5-1）

1. 胞体　大小形状不一，约 5～100μm，是神经元的营养代谢中心。

（1）细胞核：位于胞体中央，大而圆，常染色质多，着色浅，核仁大。

（2）细胞质：细胞质内除含一般的细胞器和发达的高尔基复合体外，还有丰富的尼氏体和神经原纤维，此外还有高尔基复合体、线粒体、溶酶体等细胞器和脂褐素。

（3）细胞膜：含受体、离子通道，为可兴奋膜，作用是接受刺激、处理信息、产生并传导神经冲动。

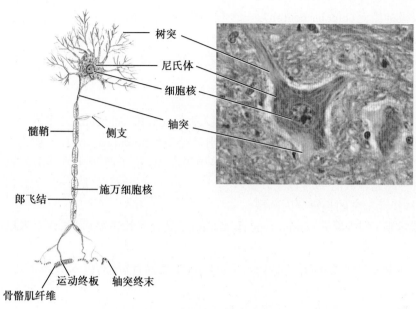

图5-1 运动神经元模式图(左)和脊髓前角运动神经元光镜图(右,×400)
(绘图:深圳大学2016级临床医学专业 岳丽)

尼氏体(Nissl body)(图5-1):HE染色切片中,尼氏体呈嗜碱性颗粒状或斑块状。电镜下尼氏体由许多平行排列的粗面内质网和游离核糖体构成,主要合成更新细胞器所需的结构蛋白、合成神经递质所需的酶类、神经调质。神经递质是神经元向其他神经元或效应细胞传递的化学信息载体,为小分子物质。神经调质一般为肽类,调节神经元对神经递质的反应。

神经原纤维(neurofibril)光镜下结构:镀银切片中由很多棕黑色的细长原纤维交错成网,并伸入树突和轴突。电镜下由排列成束的神经丝和微管构成,它们构成神经元的细胞骨架,参与物质的运输。

2. 树突 每个神经元有一至多个树突,从树突干发出许多分支,树突内胞质的结构与胞体相似。**树突棘**(dendritic spine)是树突分支上的大量棘状的短小突起,电镜下可见树突棘内有2~3层滑面内质网形成的板层,板层间有少量致密物质,称为棘器。功能主要是接受刺激,树突棘和树突大大增加了神经元接受刺激的表面积。

3. 轴突 分支较少,有侧支呈直角分出,轴突末端的分支较多,形成轴突终末;轴突内无尼氏体和高尔基复合体,故不能合成蛋白质。轴突成分的更新及神经递质合成所需的酶和蛋白质,是在胞体内合成后输送到轴突及轴突终末。轴丘为胞体发出轴突的部位,常呈圆锥形,光镜下此区无尼氏体,染色淡。轴突表面的细胞膜称轴膜,内含的胞质称轴质。轴质内有许多与其长轴平行的微管和神经丝,此外还有微丝、线粒体、滑面内质网和一些小泡等。神经元的胞体与轴突是一整体,胞体与轴突间经常进行物质运输和交换,称为轴突运输。

(二)神经元的分类

1. 按神经元的突起数量分三类

(1)多极神经元(multipolar neuron):一个轴突和多个树突(最多)。

（2）双极神经元（bipolar neuron）：一个树突和一个轴突。

（3）假单极神经元（pseudounipolar neuron）：从胞体发出一个突起，然后呈T形分为两支，即周围突（分布到周围器官，接受刺激，为树突；结构与轴突相似）和中枢突（进入中枢神经系统，传出冲动，为轴突）。

2. 按神经元的功能分为三类

（1）感觉神经元（sensory neuron）：又称传入神经元（afferent neuron），多为假单极神经元。

（2）运动神经元（motor neuron）：又称传出神经元（efferent neuron），一般为多极神经元。

（3）中间神经元（interneuron）：主要为多极神经元，位于前两种神经元之间，加工和传递信息；占神经元总数的99%以上。

3. 按神经元轴突的长短分为两型

（1）高尔基Ⅰ型神经元（Golgi type Ⅰ neuron）：是具有长轴突（可长达1米以上）的大神经元。

（2）高尔基Ⅱ型神经元（Golgi type Ⅱ neuron）：是具有短轴突（仅数微米）的小神经元，数量多。

4. 按神经递质和调质的化学性质分类

（1）胆碱能神经元：释放乙酰胆碱。

（2）去甲肾上腺素能神经元：释放去甲肾上腺素。

（3）胺能神经元：释放多巴胺、5-羟色胺。

（4）氨基酸能神经元：释放Y-氨基丁酸、甘氨酸、谷氨酸。

（5）肽能神经元：释放神经肽类物质，如脑啡肽、P物质、神经降压素，一氧化氮（NO）也是一种神经递质。

（三）神经干细胞

主要分布于脑和脊髓的室管膜下区与大脑海马，类似星形胶质细胞。可以通过其标记物巢蛋白（nestin）检测神经干细胞。在特定环境下可增殖分化为神经元、星形胶质细胞和少突胶质细胞，替换正常凋亡的细胞或参与损伤修复。

二、神经突触

突触（synapse）：神经元与神经元之间、神经元与效应细胞之间传递信息的部位。最常见一个神经元的轴突终末与另一个神经元的树突、树突棘或胞体连接，分别形成轴-树、轴-棘或轴-体突触（图5-2）。

神经突触可分为化学突触和电突触两大类。

1. 化学突触　以化学物质（神经递质）为通讯媒介。

2. 电突触　以电流（电讯号）传递信息，为缝隙连接，传递生物电流。

突触的结构：是神经元与神经元之间或神经元与非神经细胞之间的一种特化的细胞连接，可分为突触前成分、突触间隙和突触后成分三部

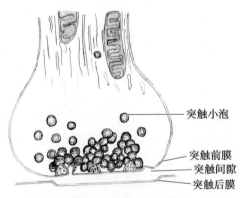

突触小泡
突触前膜
突触间隙
突触后膜

图5-2　化学突触模式图
（绘图：深圳大学2016级临床医学专业　岳丽）

分。突触前成分，即突触小体，为神经元的轴突终末，呈球状膨大；突触前膜较厚，含钙离子通道。在银染标本中，突触前成分为棕黑色的环扣状，附着在另一神经元的胞体或树突上，称突触扣结。电镜下突触扣结内含许多**突触小泡**（synaptic vesicle）。突触小泡内含神经递质或神经调质。

突触后成分：突触后膜含神经递质和调质的受体。

三、神经胶质细胞

在神经元与神经元之间，神经元与非神经细胞之间，除突触部位以外，都被神经胶质细胞分隔、绝缘，以保证信息传递的专一性和不受干扰。

1. 中枢神经系统的神经胶质细胞　包括星形胶质细胞、少突胶质细胞、小胶质细胞和室管膜细胞。在 HE 染色切片中，除室管膜细胞外，不易区分，用不同的镀银染色法则能显示各种细胞的全貌（图 5-3）。

（1）星形胶质细胞：是最大的一种神经胶质细胞，呈星形多突起，核圆或卵圆形，胞质内含胶质丝（胶质原纤维酸性蛋白构成的中间丝），可分为纤维性星形胶质细胞和原浆性星形胶质细胞。功能主要是：①支持和绝缘；②星形胶质细胞从胞体发出的突起充填在神经元胞体及其突起之间，起支持和绝缘作用，有些突起末端扩大形成脚板，在脑和脊髓表面形成胶质界膜，或贴附在毛细血管壁上构成血 - 脑屏障的神经胶质膜；③分泌神经营养因子；④组织损伤时，细胞增生形成胶质瘢痕。

血 - 脑屏障（blood-brain barrier）：由连续毛细血管的内皮（细胞间有紧密连接）、基膜、神经胶质细胞膜构成（图 5-4）。阻止血液中某些物质进入脑，选择性允许营养和代谢产物通过，维持脑内环境稳定。

（2）少突胶质细胞：分布于神经元胞体附近及轴突周围，胞体较小，在银染色标本中，突起较少，常呈串珠状。它的突起末端扩展成扁平薄膜，包卷神经元的轴突形成髓鞘，是中枢神经系统的髓鞘形成细胞。少突胶质细胞形成的中枢髓鞘中还含有一些抑制因子，能抑制再生神经元的突起生长。少突胶质细胞是中

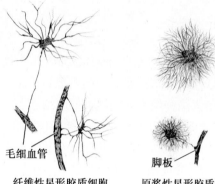

毛细血管

脚板

纤维性星形胶质细胞　　原浆性星形胶质细胞

少突胶质细胞　　　　　小胶质细胞

图 5-3　中枢神经系统的胶质细胞
（绘图：深圳大学 2016 级临床医学专业　岳丽）

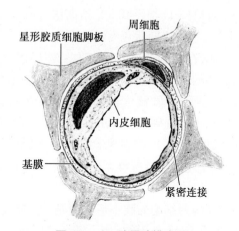

周细胞

星形胶质细胞脚板

内皮细胞

基膜

紧密连接

图 5-4　血 - 脑屏障模式图
（绘图：深圳大学 2016 级临床医学专业　岳丽）

枢神经系统的髓鞘形成细胞。

（3）小胶质细胞：是最小的胶质细胞，胞体细长或椭圆，核小、染色深；突起细长有分支，表面有许多棘突。小胶质细胞在中枢神经系统损伤时转变为巨噬细胞，可吞噬细胞碎屑及退化变性的髓鞘。

（4）室管膜细胞：呈立方形或柱形，分布在脑室及脊髓中央管的腔面，形成单层上皮即室管膜（ependyma）。室管膜细胞表面有许多微绒毛，有些细胞表面有纤毛；某些地方的室管膜细胞，其基底面有细长的突起伸向深部。室管膜及室管膜下层含有神经干细胞，在某种条件下，它能分化形成神经元和神经胶质细胞。脉络丛的室管膜细胞参与产生脑脊液。

2. 周围神经系统胶质细胞　包括施万细胞和卫星细胞。

（1）施万细胞（Schwann 细胞）：为周围神经系统的鞘细胞，它们排列成串，包裹着周围神经纤维的轴突，参与周围神经系统中神经纤维的构成；在有髓神经纤维，施万细胞形成髓鞘，是周围神经系统的髓鞘形成细胞。

功能：施万细胞对周围神经的再生有重要作用，其外表面有基膜，能分泌神经营养因子，促进受损伤的神经元存活及其轴突再生。

（2）卫星细胞：即神经节内包裹神经元胞体的一层扁平或立方形细胞，又称被囊细胞。细胞核圆或卵圆形，染色较深；细胞外有一层基膜。

四、神经纤维和神经

神经纤维（nerve fiber）由神经元的长轴突及包绕它的神经胶质细胞构成。根据包裹轴突的胶质细胞是否形成髓鞘，神经纤维可分为有髓神经纤维（myelinated nerve fiber）和无髓神经纤维（unmyelinated nerve fiber）。

（一）周围神经系统的神经纤维

1. 有髓神经纤维　除起始段和终末段外均包有髓鞘，施万细胞呈长卷筒状套在轴突外；光镜下常规染色标本中，髓鞘中的类脂被溶解，仅见淡红色的残留蛋白质（图 5-5）。髓鞘各节段间的缩窄部称**郎飞结**（Ranvier node），轴突的侧支均自郎飞结处发出。相邻两个郎氏结间的一段神经纤维称**结间体**（internode）。每一结间体的髓鞘是由一个施万细胞的胞膜融合并呈同心圆状包卷轴突而形成。

施万细胞的结构分三层：外层由一层胞膜和基膜一起构成的神经膜，中层为**髓鞘**（myelin sheath），以髓鞘为界胞质分为内侧胞质和外侧胞质。内侧胞质极薄，光镜下难分辨；外侧胞质略厚，核位于其中。髓鞘由多层细胞膜同心卷绕形成，电镜下呈明暗相间的板层状；含大量髓磷脂（myelin）和少量蛋白质；用锇酸固定和染色的标本中，髓鞘呈黑色，在其纵切面上可见一些漏斗形的斜裂，称施 - 兰切迹，为内、外侧胞质间的狭窄通道。

2. 无髓神经纤维　由较细的轴突和包在它外面的施万细胞组成。

施万细胞为不规则的长柱状，表面有数量不等、深浅不同的纵行凹沟，纵沟内有较细的轴突，施万细胞的膜不形成髓鞘。一条无髓神经纤维可含多条轴突。由于相邻的施万细胞衔接紧密，无郎氏结；因无髓鞘和郎氏结，其冲动沿轴突膜连续传导，速度比有髓神经纤维慢得多。

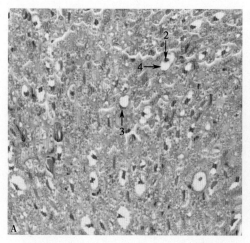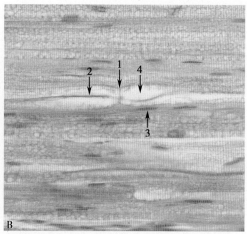

1- 郎飞结；2- 轴突；3- 施万细胞核；4- 髓鞘。

图 5-5 神经纤维束

A. 横切面；B. 纵切面。

（二）中枢神经系统的神经纤维

1. 有髓神经纤维　结构上与周围神经系统相似，但是由少突胶质细胞突起末端的扁平薄膜包卷轴突形成髓鞘。一个少突胶质细胞有多个突起可分别包卷多个轴突，其胞体位于神经纤维之间；神经纤维外表面无基膜，髓鞘内无切迹。

2. 无髓神经纤维　无髓神经纤维轴突外没有特异性的神经胶质细胞包裹，轴突裸露地走行于有髓神经纤维或神经胶质细胞之间。传导神经冲动，电流的传导在轴膜进行；有髓神经纤维的神经冲动在郎飞结间呈跳跃式传导，故传导速度快；无髓神经纤维的神经冲动沿轴膜连续传导，故传导速度慢。

3. 神经　周围神经系统的神经纤维集合在一起，构成神经（nerve），分布到全身各器官，多数神经兼含感觉神经纤维、运动神经纤维及自主神经纤维。

（1）**神经外膜**（epineurium）：包裹在一条神经表面的结缔组织。

（2）**神经束膜**（perineurium）：位于神经纤维束表面，由几层扁平细胞围成。细胞间有紧密连接，对进出神经纤维束的物质起屏障作用。

（3）**神经内膜**（endoneurium）：每条神经纤维表面的薄层结缔组织。

五、神经末梢

神经末梢是周围神经纤维的终末部分，遍布全身，按功能分感觉神经末梢和运动神经末梢两大类。

（一）感觉神经末梢

是感觉神经元（假单极神经元）周围突的终末部分，该终末与其他结构共同组成感受器，感受环境刺激并转化为神经冲动。

1. 游离神经末梢　由较细的有髓或无髓神经纤维的终末反复分支而成，分布于表皮、角膜、各种结缔组织；感受温度、应力和某些化学物质的刺激，参与产生冷、热、轻触和痛觉。

2. 触觉小体　触觉小体（tactile corpuscle）又称 Meissner 小体，分布在皮肤真皮乳头内，可感受触觉，手指最多。该小体呈卵圆形，长轴与皮肤表面垂直；小体外包结缔组织被囊，内有许多横列的扁平细胞；感觉神经纤维末梢盘绕在扁平细胞间（图5-6）。

功能：感受应力刺激，参与产生触觉。

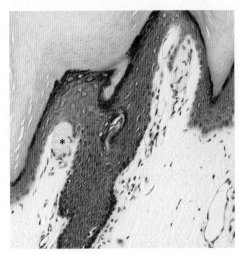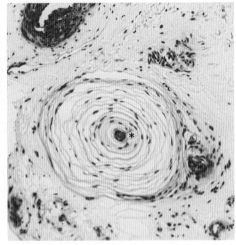

图5-6　触觉小体（左，星号示）和环层小体（右，星号示）

3．环层小体　**环层小体**（lamella corpuscle）又称 Pacinian 小体，广泛分布在皮下组织、肠系膜、韧带和关节囊等处，感受压觉和振动觉。环层小体比较大，圆或卵圆形，中央有一均质状圆柱体，内含神经纤维末梢，周围多层扁平细胞呈同心圆排列（图5-6）。环层小体感受较强的应力，参与产生压觉和振动觉。

4．肌梭　**肌梭**（muscle spindle）分布于骨骼肌内，呈梭形，表面有结缔组织被囊；内含数条细的梭内肌纤维，核成串排列或集中在肌纤维中段；感觉神经末梢缠绕肌纤维中段，运动神经末梢分布在肌纤维两端。肌梭为本体感受器，感受骨骼肌的舒缩状态，参与调节骨骼肌活动。

（二）运动神经末梢

是运动神经元的轴突在肌组织和腺体的终末结构，支配肌纤维的收缩和腺体的分泌，分躯体和内脏运动神经末梢两类。

1．躯体运动神经末梢　分布于骨骼肌。光镜下结构：当有髓神经纤维抵达骨骼肌时，髓鞘消失，其轴突反复分支，每一分支形成纽扣状膨大与骨骼肌纤维建立突触连接，此连接区域呈椭圆形板状隆起，可支配骨骼肌收缩，称**运动终板**（motor end plate）或神经肌连接（图5-7）。

电镜下骨骼肌纤维表面凹陷为浅槽，槽底肌膜即突触后膜，有许多皱褶；轴突终末即突触小体，嵌入浅槽，突触小泡内含乙酰胆碱。一个运动神经元及其支配

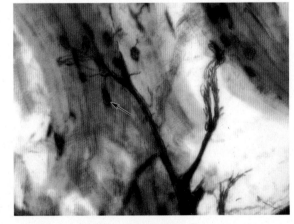

图5-7　运动终板（氯化金染色，箭头示运动终板）

的全部骨骼肌纤维称为运动单位。

2. 内脏运动神经末梢 分布于心肌、内脏及血管平滑肌、腺体；其无髓神经纤维分支末段呈串珠样膨体，贴附于细胞表面或穿行于细胞之间，与细胞建立突触，控制或调节肌细胞收缩、腺体分泌。

第二节 神经系统

神经系统（nervous system）主要由神经组织组成，分中枢神经系统和周围神经系统。中枢神经系统包括大脑、小脑、脊髓，神经元位于大脑和小脑的皮质与神经核、脊髓灰质。周围神经系统包括脑、脊神经节和神经，自主神经节和自主神经。通过神经元及其突触建立的神经网络，直接或间接调控机体各系统、器官的活动，对体内、外各种刺激作出迅速而完善的适应性反应。

一、大脑皮质

大脑皮质中的神经元数量大、种类多，均为多极神经元（图5-8）。

（一）高尔基Ⅰ型神经元

为大、中型锥体细胞，梭形细胞；轴突组成投射纤维（发向脑干或脊髓）、联络纤维或连合纤维（发向大脑皮质同侧或对侧的其他区域），传出信息。

（二）高尔基Ⅱ型神经元

主要包括星形细胞（也称颗粒细胞）、水平细胞、篮状细胞、上行轴突细胞。构成局部神经环路；接受传入的信息，综合后传递给高尔基Ⅰ型神经元。

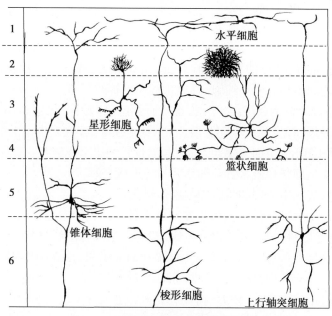

图5-8 大脑皮质神经元的形态和分布
（绘图：深圳大学2016级临床医学专业 岳丽）

大脑皮质由表及里一般分为6层(图5-9)。

1．分子层　神经元小而少，主要是水平细胞和星形细胞，还有许多与皮质表面平行的神经纤维。

2．外颗粒层　主要由许多星形细胞和少量小型锥体细胞构成。

3．外锥体细胞层　较厚，由许多中、小型锥体细胞和星形细胞组成。

4．内颗粒层　细胞密集，多数是星形细胞。

5．内锥体细胞层　主要由中型和大型锥体细胞组成，在中央前回运动区有巨大锥体细胞，称Betz细胞。

6．多形细胞层　以梭形细胞为主，还有锥体细胞和颗粒细胞。梭形细胞树突伸至分子层，轴突组成投射纤维、联络纤维与连合纤维。

功能：1～4层的神经元与联合传入纤维形成突触，接受信息；5、6层的锥体细胞和大梭形细胞的轴突组成投射纤维，发向脑干或脊髓；3、5、6层的锥体细胞和梭形细胞的轴突组成联络纤维与连合纤维，发向大脑皮质同侧或对侧的其他区域。

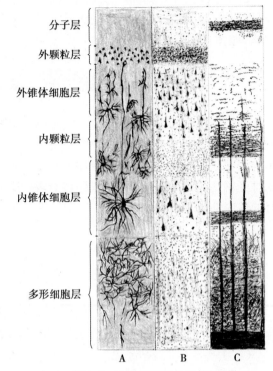

图5-9　大脑皮质的6层结构
A. 银染法示神经元的形态；B. 尼氏染色示6层结构；
C. 髓鞘染色示神经纤维的分布。

二、小脑皮质

小脑皮质神经元有5种：**浦肯野细胞**（Purkinje cell）为唯一的传出神经元，还有颗粒细胞、星形细胞、篮状细胞和高尔基细胞，共同构成局部神经环路。

小脑皮质由表及里分为3层：分子层、浦肯野细胞层、颗粒层（图5-10）。

1．分子层　较厚，神经元较少而分散，含大量神经纤维，主要由星形细胞和篮状细胞组成。星形细胞：位于浅层，小而多突起，轴突与浦肯野细胞形成突触。篮状细胞：位于深层，体大，轴突长，末端呈网状包囊普野耶细胞并与之形成突触。

2．浦肯野细胞层　由一层浦肯野细胞胞体组成。

浦肯野细胞胞体大，呈梨形；胞体顶端发出数条主树突伸向分子层，并不断分支呈密集扇形分布，其上有许多树突棘，轴突自胞体底部发出；组成传出纤维，进入小脑白质。

3．颗粒层　由密集的颗粒细胞和一些高尔基细胞组成。颗粒细胞体小而圆，树突末端分支如爪状，轴突入分子层后呈T形分支，形成平行纤维，垂直穿过浦肯野细胞的扇形突起并与之形成突触。高尔基细胞：较大，树突分支多并进入分子层与平行纤维接触；轴突在颗粒层内分支茂密，与颗粒细胞树突形成突触。

小脑皮质主要接受3种传入纤维。

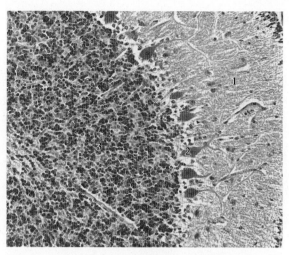

1- 分子层；2- 浦肯野细胞层；3- 颗粒层。
图 5-10　小脑皮质结构光镜图

（1）攀缘纤维：起源于延髓，与浦肯野细胞形成突触，为兴奋性纤维。

（2）苔藓纤维：起源于脊髓和脑干，与颗粒细胞、高尔基细胞形成突触，为兴奋性纤维。

（3）去甲肾上腺能纤维：起源于脑干，对浦肯野细胞有抑制作用。

三、脊髓灰质

脊髓横切面由中央的蝶形灰质和周围的白质组成。灰质分前角、后角和侧角（侧角主要见于胸腰段脊髓）。前角：大多是躯体运动神经元，大者称 α 神经元，小者称 γ 神经元，还有一种短轴突的小神经元称闰绍细胞（Ranshaw cell）。侧角含内脏运动神经元。后角神经元类型复杂，主要接受感觉神经元轴突传入的神经冲动。脊髓的功能是传导上、下行神经冲动和反射活动。

四、神经节

可分脑、脊神经节和自主神经节两大类，神经节中的神经元称节细胞。

脊神经节含假单极神经元（感觉神经元）和神经纤维束；节细胞胞体圆，核圆，核仁明显，尼氏体细小分散；胞体周围有卫星细胞。

脑神经节结构同上，位于脊神经后根和某些脑神经干上。

自主神经节包括交感和副交感神经节。

五、其他

（一）脑脊膜的结构

是包在脑和脊髓外面的结缔组织膜，由外向内包括硬膜、蛛网膜和软膜。硬膜是较厚而坚韧的致密结缔组织，其内表面有一层间皮细胞覆盖，硬膜下隙含少量液体。蛛网膜由薄层纤细的结缔组织构成，形成许多小梁与软膜相连，小梁在蛛网膜下隙内分支形成蛛网膜结构，蛛网膜下隙含脑脊液。软膜是紧贴在脑和脊髓表面的薄层结缔组织，富含血管。在软膜外表面和蛛网膜外、内表面以及小梁的表面均被覆有单层扁平上皮。

（二）脉络丛与脑脊液

脉络丛分布于第Ⅲ、Ⅳ脑室顶和部分侧脑室壁，由富含血管的软膜与室管膜直接相贴并进入脑室而成的皱襞状结构，室管膜则成为有分泌功能的脉络丛上皮。脉络丛上皮由一层立方形或矮柱状细胞组成，上皮下是基膜，基膜深部是结缔组织，结缔组织内富含血管和巨噬细胞。脉络丛可分泌脑脊液，为无色透明液体，有营养和保护脑和脊髓的作用。

第三节　复习思考题

一、概念

1. 尼氏体
2. 神经原纤维
3. 突触
4. 星形胶质细胞
5. 假单极神经元
6. 触觉小体
7. 运动终板

二、思考题

1. 试述神经元的基本结构。
2. 比较轴突和树突在结构和功能上的不同点。

（赵正富）

第六章　胚胎发生总论

> **重点**
> - 受精过程、时间、位置、条件及意义
> - 胚泡形成、植入的过程及意义
> - 胚层的形成及分化
> - 胚盘的结构和功能
>
> **难点**
> - 绒毛膜、羊膜、卵黄囊，尿囊和脐带的形成、结构和功能
> - 先天性畸形和致畸敏感期

第一节　受　精

受精（fertilization）的条件是**精子获能**（sperm capacitation）。

精子为单倍体细胞，核型为23，X 或23，Y，具有定向运动的能力和使卵子受精的潜力。但由于精子头外表面有一层来自精液的糖蛋白覆盖，能阻止顶体酶释放，精子尚无穿过卵子周围放射冠和透明带的能力。精子通过子宫和输卵管时，精子头外表面糖蛋白被去除，精子获得了使卵子受精的能力称为精子获能。精子受精能力可维持1d。卵子从卵巢排出后处于第二次减数分裂中期，停留在输卵管壶腹部。与精子相遇后，才完成第二次减数分裂。未受精的卵子，在排卵后12～24h退化。

一、受精

指精子与卵子结合形成受精卵的过程，一般发生在输卵管壶腹部。

二、受精过程

1. 大量获能精子接触到卵子周围的放射冠时，精子开始释放顶体酶，解离放射冠的卵泡细胞，部分精子可直接接触到透明带（图6-1）。

2. 接触到透明带的精子与精子受体 ZP3 结合，释放顶体酶，在透明带中溶蚀出一条孔道，精子头部便接触到卵子。

3. 精子头侧面细胞膜与卵子细胞膜融合，随即精子的细胞核及细胞质进入卵子内，精子与卵子发生融合，形成二倍体受精卵。此时卵子迅速完成第二次减数分裂，卵子细胞核

雌原核和精子细胞核雄原核膨大、在细胞中部靠拢、核膜消失、染色体混合，形成二倍体受精卵。进入卵子的精子尾部退化消失。

顶体反应（acrosome reaction）：精子释放顶体酶，溶蚀放射冠和透明带的过程称顶体反应。

透明带反应（zona reaction）：精卵结合后，卵子立即释放酶类，使透明带结构发生变化，ZP3 分子变性，阻止了其他精子穿越透明带，保证了单精受精。

三、受精的意义

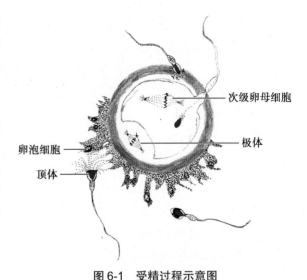

图 6-1　受精过程示意图
（绘图：深圳大学 2016 级临床医学专业　岳丽）

1. 精子与卵子的结合恢复了细胞二倍体核型　来自双亲的遗传物质随机组合，以及生殖细胞在减数分裂时发生染色体联合和片段交换，因此受精卵发育的新个体维持了双亲的遗传特点，又具有与亲代不完全相同的性状。

2. 受精决定新个体的遗传性别　Y 染色体精卵结合发育为男性；X 染色体精卵结合发育为女性。

3. 精子与卵子结合使卵子转入旺盛的能量代谢与生化合成，受精卵开始进行细胞分裂，启动胚胎发育进程。

第二节　胚泡形成和植入

一、胚泡形成

（一）卵裂

受精卵形成后，便开始一边向子宫方向移行，一边进行细胞分裂，即**卵裂**（cleavage）。受精卵的有丝分裂，由于透明带的限制，子细胞只有分裂没有生长，原受精卵的细胞质被不断分到子细胞中，随之细胞数目增加，细胞体积逐渐变小。受精卵这种特殊的有丝分裂称为卵裂。卵裂产生的子细胞称**卵裂球**（blastomere）。

（二）桑葚胚

卵裂发生到第 3d，卵裂球数达 12～16 个，组成一个实心胚，外观如桑葚，称**桑葚胚**（morula）。

（三）胚泡

卵裂第 4d，桑葚胚进入子宫腔，其细胞继续分裂。卵裂球数达到 100 个左右，细胞间出现腔隙并逐渐汇成一个大腔为**胚泡腔**（blastocoele），腔内充满来自子宫腔的液体。胚泡壁由单层细胞构成为**滋养层**（trophoblast），与吸收营养有关。胚泡腔内一侧的一群细胞为**内细胞群**（inner cell mass），具有多种分化潜能。此时透明带溶解，胚为囊泡状，称**胚泡**（blastocyst）（图 6-2）。

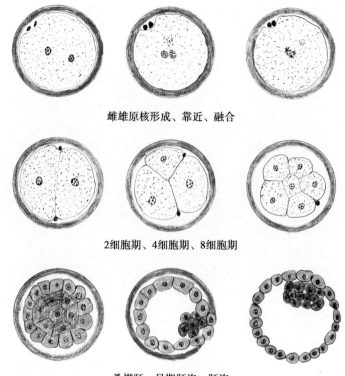

雌雄原核形成、靠近、融合

2细胞期、4细胞期、8细胞期

桑椹胚、早期胚泡、胚泡

图 6-2　胚泡形成
（绘图：深圳大学 2016 级临床医学专业　岳丽）

二、植入

植入（implantation）又称着床，指胚泡进入子宫内膜的过程。

1. 植入时间　受精卵形成后第 5～6d 开始，第 11～12d 完成。

2. 植入过程　内细胞群侧的滋养层首先与子宫内膜接触，分泌蛋白水解酶，在内膜溶蚀出一个缺口，胚泡陷入缺口包埋其中，缺口修复，植入完成。

与子宫内膜接触的滋养层细胞迅速增殖，分化为内外两层（图 6-3）。外层细胞互相融合，细胞膜消失，称为**合体滋养层**（syncytiotrophoblast）；内层细胞由单层立方细胞组成，称为**细胞滋养层**（cytotrophoblast）。细胞滋养层细胞通过分裂使细胞数目不断增多，并补充融合入合体滋养层。植入完成，胚泡的整个滋养层均分化为两层，在合体滋养层内出现小的腔隙，内充满母体血液，与子宫内膜小血管相通，称滋养层陷窝。

植入时子宫内膜正处于分泌期，胚泡植入后，子宫内膜血供更丰富，腺体分泌更旺盛，基质细胞变得肥大，富含糖原和脂滴，内膜增厚，子宫内膜的这些变化称为**蜕膜反应**（decidua reaction）；此时的子宫内膜称为**蜕膜**（decidua），基质细胞改称**蜕膜细胞**（decidual cell）。

根据蜕膜与胚的位置关系，将蜕膜分为**基蜕膜**（decidua basalis）——位于胚的深面；**包蜕膜**（decidua capsularis）——覆盖在胚的子宫腔侧；**壁蜕膜**（decidua parietalis）——子宫其余部分的蜕膜（图 6-4）。

3. 植入部位　胚泡的植入部位通常在子宫体部和底部，常见于后壁。若植入在子宫颈处，

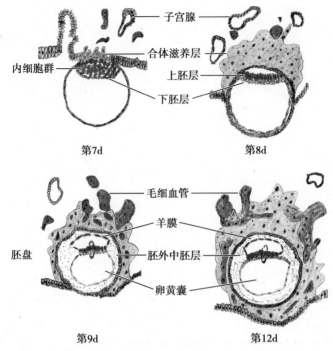

第7d　　　　　　　　　第8d

第9d　　　　　　　　　第12d

图6-3　植入过程

（绘图：深圳大学 2016 级临床医学专业　岳丽）

在子宫颈处形成胎盘，分娩时堵塞产道，胎儿娩出困难，称为**前置胎盘**（placenta previa）。若植入在子宫以外的部位，称为**宫外孕**（ectopic pregnancy）。宫外孕常发生在输卵管，偶见于子宫阔韧带、肠系膜、子宫直肠陷窝、卵巢表面，异位妊娠胚胎多因营养不足死亡吸收，少数植入输卵管的胚胎发育到较大后，引起输卵管破裂出血。

植入过程受母体雌激素和孕激素的精细调节，这些激素的正常分泌使子宫内膜保持在分泌期。母体内分泌紊乱，子宫内膜的周期性变化与胚泡发育不同步，植入就不能完成。同时，胚泡的植入还需要有正常的子宫腔内环境，子宫有炎症或有避孕环，均可阻碍胚泡植入。

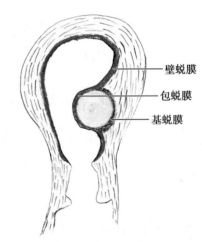

图6-4　蜕膜与胚的位置关系

（绘图：深圳大学 2016 级临床医学专业　岳丽）

三、胚层形成

（一）二胚层胚盘形成

胚盘（embryonic disc）：胚泡发育第 2 周，内细胞群增殖分化，形成的圆盘状结构（图6-3，图6-5）。由**上胚层**（epiblast）和**下胚层**（hypoblast）构成，中间隔以基膜，也称二胚层胚盘。其中邻近滋养层的一层柱状细胞为上胚层，靠近胚泡腔侧的一层立方细胞为下胚层。胚盘是人体发生的原基。

1. **羊膜囊**　上胚层细胞继续增殖，其内出现一个充满羊水的羊膜腔，靠近细胞滋养层的扁平状细胞称为羊膜细胞，其与上胚层其余部分共同包裹羊膜腔，形成羊膜囊。

2. **卵黄囊**　下胚层周缘细胞向腹侧增殖形成由单层扁平上皮细胞围成的囊，即为卵黄囊。

3. **胚外中胚层**　卵黄囊和羊膜囊形成后，在胚泡腔内出现松散分布的星状细胞和细胞外基质，填充于细胞滋养层和卵黄囊、羊膜囊之间形成胚外中胚层。继而胚外中胚层细胞间出现腔隙并逐渐汇合形成胚外体腔。

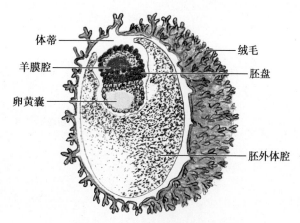

图 6-5　第 3 周初胚立体模式图

（绘图：深圳大学 2016 级临床医学专业　岳丽）

4. **体蒂**（body stalk）　连接二胚层胚盘和滋养层的胚外中胚层称为体蒂。体蒂将发育为脐带的主要成分。

（二）三胚层胚盘形成

三胚层胚盘形成见图 6-6 和图 6-7。

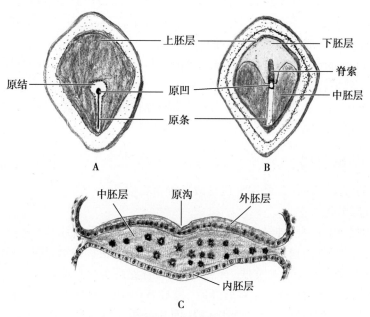

图 6-6　第 16d 胚盘

A. 胚盘背面观；B. 切除上胚层，示中胚层和脊索；C. 通过原条的胚盘横切面，示中胚层形成。

（绘图：深圳大学 2016 级临床医学专业　岳丽）

胚泡发育第 3 周，上胚层细胞增殖较快，逐渐形成原条、原结、原沟、原凹等结构。继而原沟深部细胞在上下胚层之间扩展增殖形成**中胚层**（mesoderm）。同时一部分细胞进入下胚

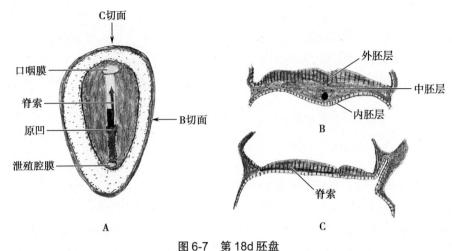

图 6-7　第 18d 胚盘

A. 背面观；B. 胚盘横切面；C. 胚盘正中纵切面。

（绘图：深圳大学 2016 级临床医学专业　岳丽）

层，置换原来下胚层细胞形成**内胚层**（endoderm）。此时原上胚层改称为**外胚层**（ectoderm）。第 3 周末，三胚层胚盘形成，均源于上胚层。

原条（primitive streak）和**原结**（primitive node）：中胚层形成初期，上胚层正中线一侧细胞增殖较快形成一条增厚区称原条。原条头部略膨大称原结。原条的出现使胚盘有头尾之分，原条所在一端为尾端。随着胚体发育，原条相对缩短，最终消失。若原条细胞残留，在人体骶尾部增殖分化形成畸胎瘤（teratoma）。

原沟（primitive groove）和**原凹**（primitive pit）：随着胚盘形成，原条中线出现浅沟，原结中心出现浅凹，分别称原沟和原凹。

脊索（notochord）：原凹向头端增生迁移的细胞在内外胚层之间形成一条单独的细胞索，称脊索。在脊索头侧和原条尾侧各有一个无中胚层的小区，分别称口咽膜和泄殖腔膜。

四、三胚层的分化

胚体发育的第 4～8 周，三胚层分化形成各种器官原基。

（一）外胚层分化

外胚层主要分化为中枢神经系统原基神经管和周围神经系统原基神经嵴，参与脑、脊髓等和脑神经节、脊神经节、自主神经节、周围神经分化发育，也称神经外胚层（图 6-8，图 6-9）。其余外胚层称表面外胚层，参与皮肤、牙釉质、内耳迷路等分化形成。

1. **神经板**（neural plate）　脊索形成后，诱导背侧中线外胚层增厚呈板状，称神经板。构成神经板的这部分外胚层也称神经外胚层，而其余部分称为表面外胚层。

2. **神经沟**（neural groove）　随着神经板生长，神经板中央沿长轴向脊索方向凹陷，形成神经沟。

3. **神经褶**（neural fold）　神经沟两侧边缘隆起称神经褶。神经褶在神经沟中段靠拢融合，并向头尾进展，最后在头尾两端留下前神经孔和后神经孔。

4. **神经管**（neural tube）　胚体发育第 4 周神经沟完全闭合为神经管。神经管两侧的表

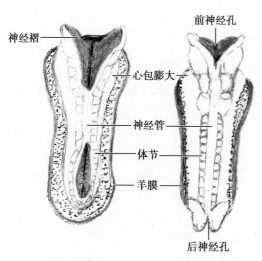

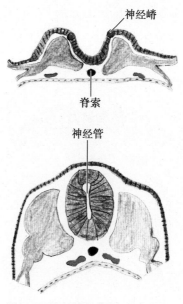

图 6-8　神经管形成立体模式图（背面观）
（绘图：深圳大学 2016 级临床医学专业　岳丽）

图 6-9　神经嵴示意图（横断面观）
（绘图：深圳大学 2016 级临床医学专业　岳丽）

面外胚层在管的背侧靠拢并融合，使神经管位居表面外胚层的深面。神经管是中枢神经系统的原基，可以分化为脑、脊髓、松果体、神经垂体和视网膜等。前后神经孔未闭合，会分别导致无脑畸形和脊髓裂。

5. **神经嵴**（neural crest）　在神经管形成过程中，神经板外侧缘的细胞随之进入神经管壁背侧，并很快迁移出来在神经管背外侧形成两条纵行的细胞索，称神经嵴（图 6-9）。神经嵴是周围神经系统的原基，将分化为脑神经节、脊神经节、自主神经节及周围神经；部分细胞还参与肾上腺、表皮黑色素细胞分化；头端的神经嵴细胞参与颅面部骨骼和结缔组织的形成。

表面外胚层将分化为皮肤的表皮及其附属器，以及牙釉质、角膜上皮、晶状体、内耳膜迷路、腺垂体、唾液腺、口腔、鼻腔及肛管下端上皮等。

（二）中胚层分化

中胚层细胞通常先形成间充质，然后分化为各种结缔组织、肌组织和血管等。脊索两旁的中胚层细胞增殖较快，从内向外依次分化为轴旁中胚层、间介中胚层和侧中胚层（图 6-10）。

1. **轴旁中胚层**（paraxial mesoderm）　紧邻脊索两侧的中胚层细胞迅速增殖，形成一对纵行的细胞索，即轴旁中胚层。轴旁中胚层随即裂为块状细胞团称体节（somite）。体节左右成对，共 42～44 对，分化为背侧的皮肤真皮、骨骼肌和中轴骨骼。脊索将大部分退化消失，仅在脊柱的椎间盘内残留为髓核。

2. **间介中胚层**（intermediate mesoderm）　位于轴旁中胚层和侧中胚层之间，分化为泌尿生殖系统器官。

3. **侧中胚层**（lateral mesoderm）　是中胚层最外侧部分。内部出现腔隙并融合为胚内体腔，将中胚层分为体壁中胚层（parietal mesoderm）和脏壁中胚层（visceral mesoderm）。与外胚层相贴的为体壁中胚层，分化为胸腹部和四肢的皮肤真皮、骨骼肌、骨骼和血管等；与内胚层相贴的为脏壁中胚层,分化为消化、呼吸系统的肌组织、血管、结缔组织和间皮等。胚内体腔分化为心包腔、胸膜腔和腹膜腔。

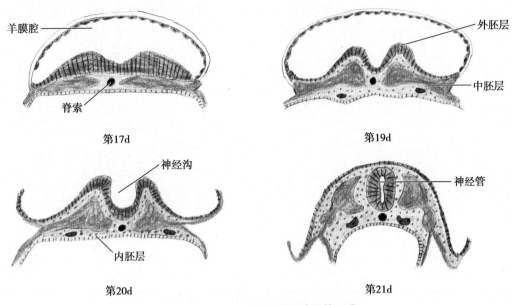

图6-10 中胚层早期分化与神经管形成

(绘图:深圳大学2016级临床医学专业 岳丽)

(三)内胚层分化与胚体形成

内胚层被包入胚体内分化为咽喉以下的消化管、消化腺、气管和肺的上皮,以及中耳、甲状腺、甲状旁腺、胸腺、膀胱等器官的上皮组织。随着三胚层的分化,胚盘中轴部由于神经管和体节的生长向背部隆起,同时由于外胚层生长速度快于内胚层,导致了侧褶,使外胚层包于胚体外表,内胚层被卷入胚体内部。胚体头尾方向的生长速度快于左右侧向生长,同时头端生长速度快于尾端,因而扁平形胚盘卷折为头大尾小的圆柱形胚体,胚体凸入羊膜腔,浸泡于羊水中;体蒂和卵黄囊在腹侧合并形成脐带;口咽膜和泄殖腔膜分别转到胚体头和尾的腹侧;外胚层包于胚体外表;内胚层卷折到胚体内侧形成原始消化管,中段腹侧与卵黄囊相通,头端由口咽膜封闭,尾端由泄殖腔膜封闭。

五、胎膜

胎膜(fetal membrane)包括绒毛膜、羊膜、卵黄囊、尿囊和脐带,为胚体的附属结构,不参与胚胎本体的形成。

(一)绒毛膜

滋养层(合体滋养层和细胞滋养层)和衬于其内面的胚外中胚层组成**绒毛膜**(chorion)板,在此基础上形成各级绒毛干和绒毛。

1. 形状 绒毛样突起。细胞滋养层伸入合体滋养层内,形成许多绒毛状突起(图6-11)。

2. 组成 合体滋养层、细胞滋养层、胚外中胚层。

3. 形成过程 初级绒毛干(细胞滋养层伸入合体滋养层)→次级绒毛干(胚外中胚层伸入绒毛干)→三级绒毛干(绒毛干内胚外中胚层分化为结缔组织和血管)。

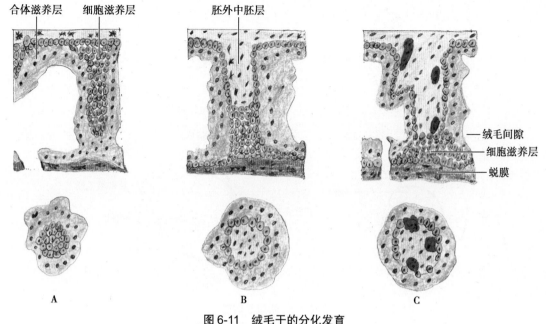

图6-11　绒毛干的分化发育

A. 初级绒毛干；B. 次级绒毛干；C. 三级绒毛干。

（绘图：深圳大学2016级临床医学专业　岳丽）

4．细胞滋养层壳　三级绒毛干形成时，绒毛干末端的细胞滋养层细胞增殖，穿出合体滋养层，抵达蜕膜彼此连接，形成一层细胞滋养层壳，将绒毛膜与子宫蜕膜牢固连接。

5．绒毛间隙　三级绒毛干形成时，原滋养层陷窝演变为绒毛干之间的绒毛间隙，内充满母体血，绒毛浸浴其中，汲取营养物质并排出代谢产物。

胚胎发育早期，整个绒毛膜表面的绒毛均匀分布。之后，包蜕膜侧的绒毛，由于血供匮乏，绒毛逐渐退化、消失，形成表面无绒毛的**平滑绒毛膜**（smooth chorion）；基蜕膜侧血供丰富，绒毛生长茂密，称**丛密绒毛膜**（villous chorion）（图6-12）。丛密绒毛膜与基蜕膜一起组成胎盘。丛密绒毛膜内的血管通过脐带与胚体内的血管相连，在绒毛膜发育过程中，若血管发育不良或与胚体血管未连通，胚胎可因缺乏营养而发育迟缓或死亡。若滋养层细胞过度增生，绒毛内结缔组织变性水肿，血管消失，胚胎发育受阻，绒毛呈水泡状或葡萄状，称葡萄胎。若滋养层细胞癌变，则称绒毛膜癌。

（二）羊膜

1．形状　**羊膜**（amnion）是半透明薄膜，内充满**羊水**（amniotic fluid），由羊膜分泌和吸收。早期羊水呈无色透明状，后期胎儿开始吞咽羊水，且消化、泌尿排泄物及脱落的上皮细胞也进入羊水，羊水变得浑浊。

2．组成　由一层羊膜上皮细胞和少量胚外中胚层构成，内无血管。羊膜最初附着于胚盘边缘，与外胚层连续。随着胚体形成、羊膜腔扩大和胚体凸入羊膜腔内，羊膜在胚胎的腹侧包裹体蒂，形成脐带。羊膜腔扩大逐渐使羊膜与绒毛膜相贴，胚外体腔消失。

3．作用　对胚胎起着重要的保护作用。有利于胎儿活动，有利于骨骼和肌肉发育，防止胚胎局部黏连或外力压迫。临产时，可以扩张宫颈和冲洗产道。

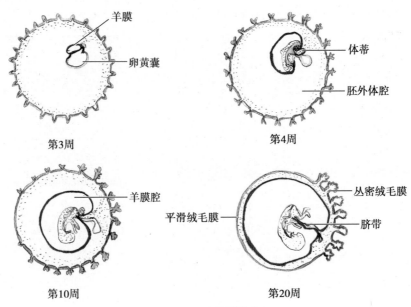

第3周　　　　　　　　　　第4周

第10周　　　　　　　　　　第20周

图 6-12　胎膜的演变
（绘图：深圳大学 2016 级临床医学专业　岳丽）

4．羊水量　随着胚胎长大，羊水量相应增多。足月分娩时，正常为 1 000～1 500ml；500ml 以下为羊水过少，与某些畸形如尿道闭锁、胎儿无肾有关；2 000ml 以上为羊水过多，无脑畸形或消化道闭锁常见。临床常通过羊水穿刺，行细胞染色体检查及 DNA 分析，早期诊断某些先天性异常。

（三）卵黄囊

卵黄囊（yolk sac）位于原始消化管腹侧。卵黄囊被包入脐带后，其与原始消化管相连的部分相对狭窄，称卵黄蒂。卵黄蒂于第 6 周闭锁，卵黄囊退化消失。

（四）尿囊

尿囊（allantois）是从卵黄囊尾侧向体蒂内伸出的一个盲管，随着胚体尾端的卷折而开口于原始消化管尾段的腹侧。后依次演化为脐尿管、脐中韧带。

（五）脐带

1．形状　**脐带**（umbilical cord）是连于胚胎脐部与胎盘间的索状结构。

2．组成　2 条脐动脉，1 条脐静脉，闭锁的卵黄囊和脐尿管，外覆羊膜。

3．作用　通过脐血管进行物质交换。脐动脉将胚胎血液运送至胎盘绒毛血管，与绒毛间隙内的母体血进行物质交换。脐静脉仅有 1 条，将吸纳了丰富营养物质和氧的血液送回胚胎。

4．长度　足月长度 40～60cm，直径 1.5～2cm。过短易引起胎盘早剥；过长易缠绕胎儿引起窒息或局部发育不良。

六、胎盘

（一）结构

胎盘（placenta）是由胎儿的丛密绒毛膜与母体的基蜕膜共同组成的圆盘状结构。中间厚,边缘薄。胎儿面光滑,覆有羊膜,母体面粗糙为剥脱后的基蜕膜,可见绒毛干之间的绒毛间隙有基蜕膜深入构成的胎盘隔,将胎盘分隔为胎盘小叶(图6-13,图6-14)。

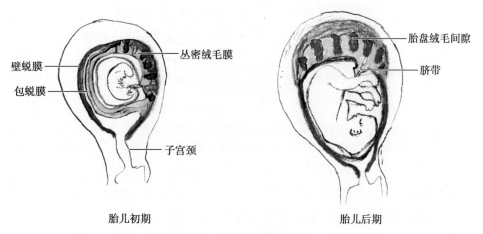

图6-13　胎膜、蜕膜与胎盘

(绘图:深圳大学2016级临床医学专业　岳丽)

(二)血液循环

有两套血液循环系统(图6-15)。

1. 母体的子宫螺旋动脉→绒毛间隙→子宫静脉循环系统　母体动脉血从子宫螺旋动脉流入绒毛间隙,在绒毛间隙与绒毛内毛细血管的胎儿血进行物质交换后,再经子宫静脉流入母体。

2. 胎儿的脐动脉→绒毛毛细血管→脐静脉循环系统　胎儿静脉性质的血经脐动脉及其分支,流入绒毛毛细血管,与绒毛间隙内的母体血进行物质交换,称为动脉性质的血,经脐静脉回流到胎儿。

3. **胎盘屏障**(placental barrier)　由合体滋养层、细胞滋养层、基膜、薄层绒毛结缔组织、毛细血管基膜和内皮组成,是胎儿血与母体血在胎盘

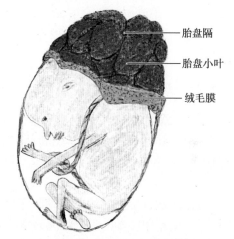

图6-14　胚胎与胎盘仿真图

(绘图:深圳大学2016级临床医学专业　岳丽)

内进行物质交换所通过的结构,也称胎盘膜。母体和胎儿血在各自的封闭管道内循环,互不相混,但可以进行物质交换。胚胎发育后期,由于细胞滋养层在许多部位消失,以及合体滋养层在一些部位仅为一薄层胞质,胎盘膜变薄,胎儿血与母体血之间仅隔以绒毛毛细血管内皮和薄层合体滋养层及两者的基膜,更有利于物质交换。

(三)功能

1. 物质交换　胎儿从母血中获得营养和氧气,排出代谢产物和二氧化碳。胎盘相当于成体的肺、小肠和肾的功能。母血中的免疫球蛋白G可以通过胎盘屏障进入胎儿,使新生儿具备一定的免疫力。某些药物、病毒也可以通过胎盘屏障,故孕妇慎重用药,并要预防感染。

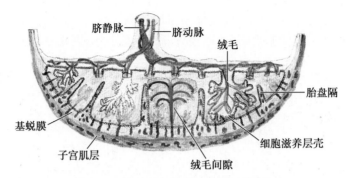

图6-15 胎盘的结构与血液循环模式图
（绘图：深圳大学2016级临床医学专业 岳丽）

2. 内分泌功能 主要是胎盘的合体滋养层能分泌数种激素，人绒毛膜促性腺激素、人胎盘催乳素、孕激素和雌激素，对维持妊娠起重要作用。人绒毛膜促性腺激素（human chorionic gonadotropin，hCG）能促进母体黄体的生长发育，维持妊娠。其在妊娠第2周开始分泌，第8周达高峰，以后逐渐下降。hCG可在妊娠妇女的尿液中检出，因此可以用来检测早孕。人胎盘催乳素（human placental lactogen）能促使母体乳腺生长发育，也可以促进胎儿生长发育。于妊娠第2月开始分泌，第8月达高峰，直到分娩。孕激素和雌激素，妊娠第4月开始分泌，逐渐增多。母体的卵巢黄体退化后，胎盘的这两种激素起着继续维持妊娠的作用。

七、双胎、多胎和联胎

（一）双胎

双胎（twins）分为双卵孪生和单卵孪生，约占新生儿的1%。双卵孪生来自两个受精卵，有独立的胎膜和胎盘，性别相同或不同，相貌和生理特性的差异如同一般的兄弟姐妹。单卵孪生由一个受精卵发育为两个胚胎，根据成因不同可以有各自的胎膜胎盘，也可以共享一个胎盘，这种孪生儿的遗传基因完全一样，性别、相貌、生理特征也极相似。单卵孪生成因：①从受精卵发育出两个胚泡分别植入，两个胎儿有各自的羊膜腔和胎盘；②一个胚泡内出现两个内细胞群，各发育为一个胚胎，他们位于各自的羊膜腔内，但共享一个胎盘；③一个胚盘出现两个原条与脊索，形成两个神经管，发育为两个胚胎，孪生儿位于同一个羊膜腔内，也共享一个胎盘。

（二）多胎

一次娩出两个以上新生儿为多胎（multiplets）。多胎自然发生率较低，近年由于临床应用促性腺激素治疗不孕症，以及试管婴儿技术的应用，其发生率有所增高。

（三）联体双胎

联体双胎（conjoined twins）指两个未完全分离的单卵双胎，多由于一个胚盘上出现两个靠近的原条引起，胚胎形成时发生局部联接，导致联体畸形。联体双胎有对称型和不对称型两类。对称型指两个胚胎大小相同，根据联接部位分为头联体、臀联体、胸腹联体等。不对称型指两个胚胎一大一小，小的发育不良形成寄生胎；或者小的胚胎被包裹在大的胎体内则称为胎中胎。

八、先天性畸形

先天性畸形是由于胚胎发育紊乱所致的形态结构的异常，是一种出生缺陷。

（一）发生原因

先天性畸形发生的原因一般分为遗传因素和环境因素两种。遗传因素可分为染色体畸变和基因突变，可导致如 Tuner 综合征、苯丙酮尿症。引起先天性畸形的环境因素统称致畸因子，分为生物性、物理性、化学性致畸因子，可导致无脑畸形、多种心脏畸形等。

染色体畸变包括染色体数目的变化和染色体结构的改变。可由亲代遗传，也可由生殖细胞的异常发育引起。染色体数目减少表现为单体型。常染色体单体型胚胎无法存活；性染色体单体型胚胎存活率为 3%，如 Tuner 综合征（45，X0），表现为先天性卵巢发育不全。染色体数目增多表现为三体型，如唐氏综合征为 21 号染色体三体型引起；性染色体三体型（47，XXY）可引起先天性睾丸发育不全，即 Klinefelter 综合征。染色体结构畸变如猫叫综合征，为 5 号染色体短臂末端断裂缺失。

基因突变指 DNA 分子碱基组成或排列顺序的改变，染色体外形正常。基因突变主要引起微观结构或功能方面的遗传性疾病，如镰状细胞贫血、苯丙酮尿症等；引起的畸形有软骨发育不全、肾上腺肥大、小头畸形、多囊肾等。

环境因素致畸因子中，生物性致畸因子已经确定的有风疹病毒、单纯疱疹病毒、弓形虫、梅毒螺旋体、巨细胞病毒等。这些致畸因子可以穿过胎盘膜直接作用于胚胎，也可以直接作用于母体干扰胎盘功能，间接影响胚胎发育。物理性致畸因子中各种射线、机械性压迫损伤对胚胎有致畸作用。化学性致畸因子有某些化学性药物，如链霉素可引起先天性耳聋，抗肿瘤药物甲氨蝶呤可引起无脑畸形或小头畸形；还有某些化学物质，如工业三废、农药、重金属等。

（二）致畸敏感期

胚期第 3～8 周，胚体内细胞增殖分化活跃，最易受致畸因子的干扰而发生畸形，为致畸敏感期。这一时期的孕期保健最为重要。在胚胎前两周受到致畸因子作用后，胚通常死亡。在胎期，胎儿受致畸因子作用后也会发生畸形，但多属微观结构异常和功能缺陷，一般不出现宏观形态的畸形。

（三）预防

先天性畸形的预防十分重要。婚前应进行遗传咨询，妊娠期要避免接触上述致畸因子，还要进行产前检查，尽早发现畸形胚胎，以便采取相应对策。

第三节 复习思考题

一、概念

1. 受精
2. 精子获能
3. 顶体反应
4. 透明带反应
5. 卵裂

6. 桑葚胚

7. 胚泡

8. 植入

9. 蜕膜反应

10. 胚盘

11. 原条

12. 神经管

13. 神经嵴

14. 绒毛膜

15. 胎盘屏障

16. 致畸敏感期

二、思考题

1. 受精的过程和意义。

2. 植入的过程和条件。

3. 胎盘的组成、血液循环有何特点？

（冯先玲）

第七章 感觉器官结构及神经系统发生

> **重点**
> - 眼球壁的一般分层结构
> - 角膜和虹膜的结构及生理功能特性
> - 睫状体与房水形成和房水流通途径
> - 视网膜的细胞分层，两种视细胞的电镜结构特点与功能，黄斑的结构与功能
> - 晶状体的结构和年龄变化
> - 螺旋器的结构，位觉斑和壶腹嵴的结构与功能
> - 神经管和神经嵴的一般演化
> - 外耳、中耳的结构特征
> - 内耳骨迷路和膜迷路的组成
> - 眼与耳发生的一般过程
>
> **难点**
> - 声波传导通路和听觉形成过程

第一节 眼

眼（eye）：是人体的视觉器官，由眼球及起辅助作用的眼睑、眼外肌和泪器等附属结构构成。**眼球**（eyeball）：包括眼球壁和眼球内容物。眼球壁从外至内可分为三层：①**纤维膜**（fibrous tunic）主要为致密结缔组织，纤维膜分为角膜与巩膜；②**血管膜**（vascular tunic）为含大量血管和色素细胞的疏松结缔组织，血管膜分为虹膜、睫状体与脉络膜；③**视网膜**（retina）为神经组织，是脑的外延部分，视网膜分为盲部与视部，盲部包括虹膜上皮和睫状体上皮。

眼球内容物有房水、晶状体和玻璃体，均无色透明，与角膜一起组成眼球的屈光介质（图7-1，图7-2）。

一、眼球壁

（一）角膜

角膜（cornea）呈透明的圆盘状，略向前方突出，边缘与巩膜相连。

角膜层次分明、从前至后共分5层（图7-1，图7-3）。

1. **角膜上皮**（corneal epithelium） 为未角化的复层扁平上皮，细胞排列整齐，有5～6

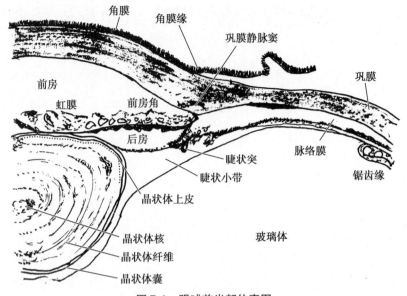

图 7-1　眼球前半部仿真图

（绘图：深圳大学 2017 级临床医学专业　王玺）

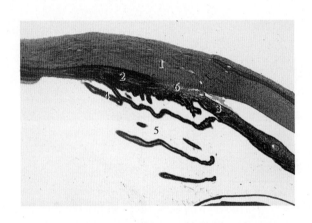

1- 角膜；2- 睫状体；3- 虹膜；4- 睫状突；
5- 睫状小带；6- 小梁网。

图 7-2　眼球前半部光镜图

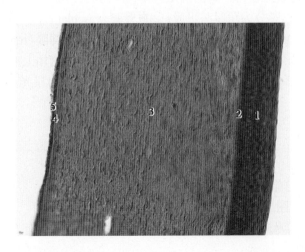

1- 角膜上皮；2- 前界层；3- 角膜基质；
4- 后界层；5- 角膜内皮。

图 7-3　人眼球的角膜光镜图（×400）

层；基底层细胞平整；含有丰富的游离神经末梢，所以感觉敏锐；再生能力强。

2. 前界层（anterior limiting lamina） 为无细胞的均质层，薄，厚约 10～16μm，含胶原纤维和基质，不可再生。

3. 角膜基质（corneal stroma） 厚，约占整个角膜厚度的 9/10，由大量与表面平行的胶原板层构成，板层由平行排列的胶原原纤维构成，板层间有成纤维细胞，不含血管，其营养由房水和角膜缘的血管供应。

4. 后界层（posterior limiting lamina） 薄，由角膜内皮分泌而成，由胶原纤维和基质组成，随年龄增长而增厚。

5. 角膜内皮（corneal endothelium） 为单层扁平上皮，不能增生，具有活跃的物质转运功能。

角膜基质无血管，胶原原纤维粗细一致、排列规则，角膜基质含适量且相对恒定的水分，使各成分的折光率一致，是角膜透明的主要原因。另外，角膜营养来源于角膜缘血管、房水和空气中氧气等。

（二）巩膜

巩膜（sclera）呈乳白色，不透明，厚而坚韧，由致密结缔组织构成。其功能是维持眼球外形的支架，保护眼球壁。

1. **角膜缘**（corneal limbus） 巩膜与角膜交界处，环绕角膜的带状区域，宽 1～2mm（图 7-4）。

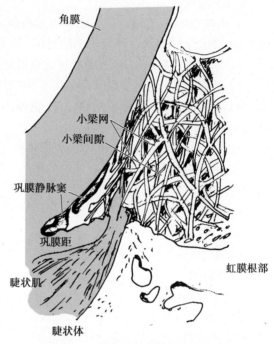

图 7-4 小梁网和巩膜静脉窦模式图
（绘图：深圳大学 2017 级临床医学专业 王玺）

2. **巩膜静脉窦**（sinus venosus sclerae） 窦腔大而不规则，管壁由内皮、不连续的基膜和薄层结缔组织构成；腔内充满房水。

3. **小梁网**（trabecular meshwork） 由角膜基质纤维、后界膜和角膜内皮向后扩展而成，呈网络状，由小梁和小梁间隙构成。

4. **巩膜距**（scleral spur） 与角膜交界的部位，巩膜向前内侧伸出一较短的环形突起。是小梁网和睫状肌的附着部位。

（三）虹膜

虹膜（iris）位于角膜后方，为一环板状薄膜，中央为瞳孔（pupil）。虹膜由虹膜基质和虹膜上皮两部分组成（图 7-5）。

前房：虹膜与角膜之间的腔隙。

后房：虹膜与玻璃体之间的腔隙，前后房通过瞳孔相沟通。

前房角：虹膜的根部与睫状体相连，

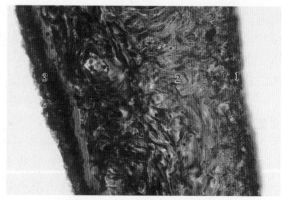

1- 前缘层；2- 虹膜基质；3- 虹膜上皮。
图 7-5 虹膜光镜图（400×）

与角膜缘所夹之角（图7-1）。

1. **前缘层**（anterior border layer） 一层不连续、扁平的成纤维细胞。

2. **虹膜基质**（iris stroma） 疏松结缔组织，富含血管和色素细胞（影响虹膜颜色）。

3. **虹膜上皮** 属视网膜盲部，由两层色素细胞组成，表层是立方形色素上皮，深层特化为肌上皮细胞。近瞳孔缘有瞳孔括约肌和瞳孔开大肌。

（四）睫状体

睫状体（ciliary body）位于虹膜与脉络膜之间，前段肥厚并伸出放射状的睫状突，后段渐平坦，终止于锯齿缘。睫状体由睫状肌、基质与上皮组成（图7-2）。

1. **睫状肌** 为平滑肌，是睫状体的主要组成成分。

2. **睫状基质** 是富含血管和色素C的结缔组织。

3. **睫状体上皮** 也属视网膜盲部，由两层细胞组成，外层为色素细胞，内有粗大的色素颗粒；内层为非色素细胞，分泌房水。

睫状体的前内侧伸出70～80个放射状的睫状突，睫状突与晶状体之间通过**睫状小带**（ciliary zonule）相连。睫状肌收缩时，睫状体前突，睫状小带松弛；反之则紧张，借此改变晶状体的位置和曲度，从而调节焦距。

（五）脉络膜（choroid）

为血管膜的后2/3部分，填充在巩膜与视网膜之间，是含血管和色素细胞的疏松结缔组织。

（六）视网膜（retina）

是高度特化的神经组织，位于眼球壁最内层，柔软而透明。视网膜通常指能感光的视部（图7-6），它与盲部交界处呈锯齿状，称锯齿缘（ora serrata）。

盲部：衬于睫状体和虹膜内面（即两者的上皮层），无感光作用。

视部：衬于脉络膜内面，有感光作用。

视网膜分为四个细胞层：色素上皮细胞、视细胞、双极细胞、节细胞。

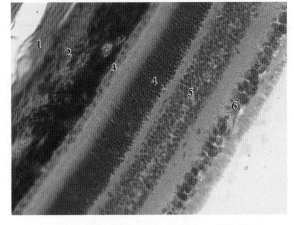

1- 巩膜；2- 脉络膜；3- 色素上皮层；4- 视细胞层；
5- 双极细胞层；6- 节细胞层。

图7-6 视网膜光镜图（×400）

1. **色素上皮层**（pigment epithelium） 由单层立方上皮细胞构成。

细胞顶部：有大量突起，与视细胞接触。

胞质：含黑素颗粒，防止强光对视细胞的损害；含吞噬体，吞噬视细胞膜盘。

功能：储存维生素A，参与视紫红质的合成；保护、营养视细胞；参与视细胞外节膜盘的更新。

细胞顶部与视细胞相接触，并有大量胞质突起伸入视细胞之间，但两者之间并无牢固的连接结构。所以，视网膜脱离常发生在这两者之间。

2. **视细胞**（visual cell） 感受光线的第一级神经元，又称**感光细胞**（photoreceptor cell）。分为视杆细胞和视锥细胞。

视杆细胞（rod cell）：细胞细长，核小，染色深。感光物质是视紫红质。功能为感受弱光。

　　视锥细胞（cone cell）：细胞粗壮，核大，染色浅。感光物质是视色素。功能为感受强光和颜色（红、蓝、绿）。

　　3. **双极细胞**（bipolar cell）　为视觉的第二级神经元。树突与一个视细胞形成突触，也可与多个视细胞形成突触。

　　4. **节细胞**（ganglion cell）　视觉的第三级（多极）神经元。树突与双极细胞形成突触。

　　视网膜黄斑（macula lutea）：位于眼球后极正对瞳孔的视网膜部，为直径 3～4mm 的浅黄色区域，其中央凹陷称**中央凹**（central fovea）（图 7-7）。中央凹处视网膜最薄，只有色素上皮细胞和视锥细胞，视锥细胞—双极细胞—节细胞形成一对一的通路，视觉最为敏锐精确，称中心视觉。

　　视神经乳头（papilla of optic nerve）（图 7-8）：又称视盘，位于黄斑鼻侧，圆盘状呈乳头状隆起，中央略凹，为视神经穿出处，并有视网膜中央动、静脉通过。此处无感光细胞，故为盲点。

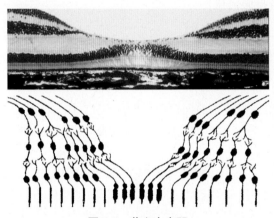

图 7-7　黄斑中央凹

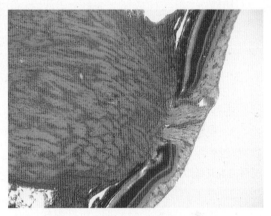

图 7-8　视盘与视神经光镜图（×100）

　　视网膜内的胶质细胞主要是放射状胶质细胞（radial neuroglia cell），又称**米勒细胞**（Müller cell）。细胞长而不规则，突起为叶片状，分布于神经元之间，胞体位于内核层，细胞外侧突末端常膨大分叉，在神经纤维层内表面相互连接成内界膜。放射状胶质细胞具有营养、支持、绝缘和保护作用。视网膜内还有一些星形胶质细胞、少突胶质细胞和小胶质细胞等。

二、眼球内容物

（一）晶状体

　　晶状体（lens）是一个具有弹性的双凸透明体，主要由上皮细胞构成（图 7-9）。

　　晶状体外包薄层均质的晶状体囊（lens capsule），由增厚的基膜及胶原原纤维组成。

　　晶状体的前表面有一层立方形的晶状体上皮（lens epithelium），晶状体赤道部的上皮细胞保持分裂能力，渐变为长柱状的晶状体纤维（lens fiber），并移向中心。

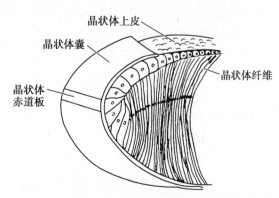

图 7-9　晶状体模式图（示晶状体纤维形成过程）

（绘图：深圳大学 2017 级临床医学专业　王玺）

位于浅层的晶状体纤维构成晶状体的皮质，纤维与表面平行，成环层状排列，有的纤维内仍可见细胞核。

中心部位的纤维构成晶状体核，纤维内充满均质状的蛋白质，细胞核消失（图7-9）。

晶状体内无血管神经，房水供给其营养。

老年人晶状体弹性减退，透明度降低、混浊，形成老年性白内障。

（二）玻璃体

玻璃体（vitreous body）位于晶状体、睫状体与视网膜之间，为无色透明的胶状体。水分占99%，还含有胶原原纤维、玻璃蛋白、透明质酸和少量细胞。

（三）房水

房水（aqueous humor）指充满于眼房的透明液体。

来源：①睫状体的血管渗出液；②非色素上皮细胞的分泌。

房水的循环：后房→瞳孔→前房→前房角→小梁网→巩膜静脉窦→睫状前静脉。

功能：①参与构成屈光系统；②营养；③维持眼内压。

房水循环异常可引起青光眼。

三、眼附属器官

（一）眼睑

眼睑（eyelid）覆盖于眼球前方，有保护作用。眼睑由前向后分为五层（图7-10）。

1. 皮肤　薄而柔软。睑缘有2～3列睫毛，睫毛根部的皮脂腺称睑缘腺，又称Zeis腺。睑缘处还有一种腺腔较大的汗腺称睫腺，又称Moll腺，开口于睫毛毛囊或睑缘。

2. 皮下组织　为薄层疏松结缔组织。

3. 肌层　主要为骨骼肌，包括眼轮匝肌和提上睑肌。在上睑板上部还有由平滑肌组成的睑肌。

4. 睑板　由致密结缔组织构成，质如软骨，是眼睑的支架。睑板内有许多平行排列的分支管泡状皮脂腺，称睑板腺（tarsal gland），导管开口于睑缘，分泌物有润滑睑缘和保护角膜的作用。

5. 睑结膜　为薄层黏膜。黏膜上皮为复层柱状，有杯状细胞，上皮下固有层为薄层结缔组织。睑结膜反折覆盖于巩膜表面称球结膜。

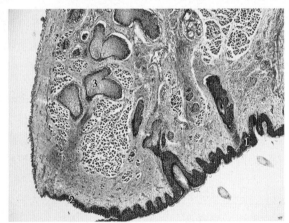

1- 皮肤；2- 睑结膜；3- 睑板腺腺泡。
图 7-10　眼睑光镜图（×100）

（二）泪腺

泪腺（lacrimal gland）是浆液性复管状腺，被结缔组织分隔成腺小叶。腺上皮为单层立方或柱状，胞质内有分泌颗粒。泪腺分泌的泪液经导管排至结膜上穹窿部，有润滑和清洁角膜的作用。

第二节　耳

耳由外耳、中耳和内耳三部分组成。外耳和中耳传导声波，内耳感受位觉和听觉。

一、外耳

外耳包括耳郭、外耳道和鼓膜。

耳郭由弹性软骨和薄层皮肤组成。

外耳道的外侧段为软骨部，内侧段为骨部，表面覆以薄层皮肤，软骨部的皮肤内有大汗腺，称耵聍腺（ceruminous gland），腺体的分泌物称耵聍。皮下组织很少，深部与软骨和骨紧密相贴。

鼓膜（tympanic membrane）为半透明的薄膜，分隔外耳道与中耳鼓室。鼓膜外表面为复层扁平上皮，与外耳道表皮延续；内表面为单层立方上皮，与鼓室黏膜上皮延续；中间是薄层结缔组织。

二、中耳

中耳包括鼓室与咽鼓管（图 7-11）。鼓室腔面和听小骨表面均覆盖有薄层黏膜，由单层立方上皮和薄层结缔组织组成。咽鼓管近鼓室段的黏膜上皮为单层柱状；近鼻咽段的上皮为假复层纤毛柱状，纤毛向咽部摆动。固有层结缔组织内含混合腺。

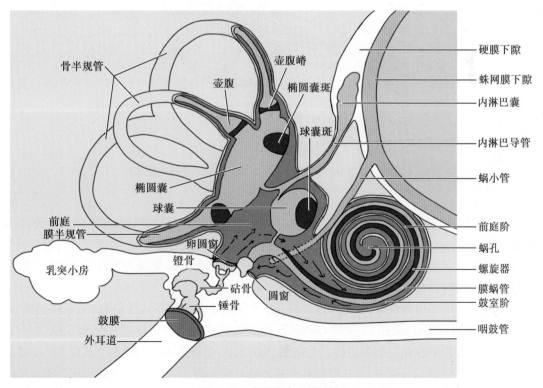

图 7-11　中耳与内耳模式图

三、内耳

（一）内耳迷路

内耳位于颞骨岩部内，由套叠的两组管道组成，因其走向弯曲，结构复杂，故称**迷路**（labyrinth）。外部的为骨迷路，套在骨迷路内的为膜迷路。膜迷路腔内充满的液体称内淋巴，膜迷路与骨迷路之间的腔隙内充满外淋巴。内、外淋巴互不交通，有营养内耳和传递声波的作用。

骨迷路由前至后依次分为耳蜗、前庭和半规管，它们互相通连，内壁上都衬以骨膜，内有外淋巴流动。

膜迷路在骨迷路内，形态与骨迷路相同，也相应地分为三部分，即膜蜗管、膜前庭（椭圆囊和球囊）和膜半规管，三者也相互通连，内有内淋巴流动。

（二）内耳结构

某些部位黏膜增厚形成听觉感受器和位觉感受器。

1. 耳蜗及蜗管　耳蜗形如蜗牛壳，骨蜗管和膜蜗管围绕中央锥形的蜗轴盘旋两周半（图 7-12）。骨蜗管被膜蜗管分隔为上下两部分，上方为前庭阶，下方为鼓室阶。两者在蜗顶处经蜗孔相通。

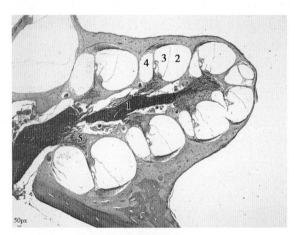

1- 蜗轴；2- 前庭阶；3- 膜蜗管；4- 鼓室阶；5- 耳蜗神经节。
图 7-12　耳蜗纵切面（×40）

2. 膜蜗管　横切面呈三角形，膜蜗管的外侧壁上皮为复层柱状，因上皮含有血管故称**血管纹**（stria vascularis），内淋巴由此处分泌而来。上壁为前庭膜。外侧壁为血管纹；上皮下方为增厚的骨膜，称**螺旋韧带**（spiral ligament）。下壁为骨螺旋板和基底膜，基底膜的上皮增厚形成螺旋器。

基底膜的中间层为胶原样纤维，称为听弦，下层为上皮增厚形成螺旋器（听觉感受器）。

3. **螺旋器**（spiral organ）　又称 Corti 器，膜蜗管基底膜上呈螺旋状的膨隆结构，是听觉感受器。由支持细胞和毛细胞组成。**毛细胞**（hair cell）是感受听觉刺激的上皮细胞，顶部由很多静纤毛基底部与耳蜗神经的节细胞形成突触。由外耳道传入的声波使鼓膜振动，并经听小骨传至卵圆窗，引起前庭阶外淋巴振动，继而使前庭膜和膜蜗管的内淋巴也发生振动。

前庭阶外淋巴的振动也经蜗孔传到鼓室阶,使基底膜发生共振。基底膜的振动使盖膜与毛细胞的静纤毛接触,毛细胞兴奋,冲动经耳蜗神经传至中枢。

4. 半规管壶腹嵴　半规管为三个相互垂直的半环形骨管,每个半规管与前庭相连处各形成一个膨大的壶腹。**壶腹嵴**(crista ampullaris):膜半规管壶腹部的一侧黏膜增厚,形成嵴状隆起。高柱状上皮由支持细胞和毛细胞组成,其功能为感受身体或头部的旋转变速运动。

5. 前庭、膜前庭及位觉斑　前庭为一膨大的腔,连接半规管和耳蜗。

膜前庭由椭圆囊和球囊组成:椭圆囊外侧壁和球囊前壁的黏膜局部增厚,呈斑块状,分别称**椭圆囊斑**(macula utriculi)和**球囊斑**(macula sacculi),均为位觉感受器,故又合称位觉斑(图7-13)。

球囊斑和椭圆囊斑互成直角,因而身体体位的改变总是可以刺激毛细胞。位觉斑的上皮由支持细胞和毛细胞组成。

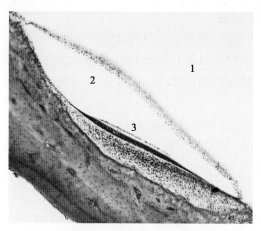

1- 前庭;2- 椭圆囊;3- 椭圆囊斑。
图 7-13　位觉斑光镜图

第三节　眼的发生

一、眼球的发生

胚胎第 4 周,前脑膨出左右一对视泡(optic vesicle),其远端膨大、内陷形成双层杯状结构,称视杯(optic cup);近端变细形成视柄(optic stalk)。

外胚层在视泡的诱导下增厚,形成晶状体板(lens placode);晶状体板内陷入视杯,形成晶状体泡。

(一)视网膜的发生

视杯外层演变为视网膜色素上皮层;内层增厚演变为视细胞层、双极细胞层和节细胞层;视泡腔逐渐消失。

(二)视神经的发生

节细胞轴突向视柄内聚集,视柄细胞演变为胶质细胞,与节细胞轴突混杂在一起,演变为视神经。

（三）晶状体的发生

晶状体泡的前壁细胞演变为晶状体上皮；后壁细胞变为高柱状，向前壁方向伸长，形成初级晶状体纤维；泡腔缩小、消失。

赤道部细胞不断增生、变长、形成次级晶状体纤维；初级晶状体纤维胞核消失，形成晶状体核；新的晶状体纤维逐层添加到晶状体核周围，晶状体核及晶状体逐渐增大。

（四）角膜、虹膜和眼房的发生

晶状体泡前方的外胚层演变为角膜上皮，上皮后的间充质形成角膜其余各层；视杯口的间充质演变为虹膜基质，其周边部厚，中央部薄，为瞳孔膜（pupillary membrane）；视杯的前缘部分演变为虹膜上皮。

在晶状体泡与角膜上皮之间充填的间充质内出现腔隙，即前房。虹膜与睫状体形成后，二者与晶状体之间形成后房。出生前瞳孔膜被吸收，前、后房相通。

（五）血管膜和巩膜的发生

视杯周围的间充质分为内、外两层。外层分化为巩膜；内层富含血管和色素细胞，分化成血管膜，其大部分贴在视网膜外面，为脉络膜；小部分贴在视网膜盲部（即视杯口边缘部）外面，分化为虹膜基质和睫状体的主体。

（六）眼睑的发生

眼球前方与角膜上皮毗邻的外胚层形成上、下皱褶，分别发育为上、下眼睑；眼睑内表面的外胚层发育为复层柱状的结膜上皮，与角膜上皮相延续；眼睑外表面的外胚层发育为表皮；皱褶内的间充质发育为眼睑其他结构。第10周，上、下眼睑的边缘互相融合，至第7、8月重新张开。

（七）泪腺的发生

泪腺由体表外胚层上皮下陷形成。泪腺的发育较晚，出生后6周才具分泌泪液的功能。

二、眼的常见畸形

（一）虹膜缺损

若脉络膜裂在虹膜处未完全闭合，造成虹膜下方缺损，致使圆形的瞳孔呈钥匙孔样，称虹膜缺损（coloboma of iridis）。

（二）瞳孔膜存留

若覆盖在晶状体前面的瞳孔膜在出生前吸收不完全，致使在晶状体前方保留着残存的结缔组织网，称瞳孔膜存留（persistent pupillary membrane），出生后可随年龄增长而逐渐吸收。

（三）先天性白内障

出生前晶状体即不透明，即先天性白内障（congenital cataract），多为遗传性，也可由于妊娠早期感染风疹病毒引起。

（四）先天性青光眼

巩膜静脉窦发育异常或缺失，致使房水回流受阻，眼压增高，眼球膨大，最后导致视网膜损伤而失明，为先天性青光眼（congenital glaucoma）。基因突变或母亲妊娠早期感染风疹是产生此畸形的主要原因。

（五）眼的其他畸形

若两侧视泡在中线合并，则产生独眼畸形（cyclopia），仅在正中部有一个眼，眼的上方常有一管状鼻。倘若视泡未发生或视泡发育受阻则产生无眼或小眼畸形。

第四节　耳的发生

一、内耳的发生

菱脑两侧的外胚层发育为听板，内陷形成听窝，最后闭合形成听泡（otic vesicle），听泡向背腹方向延伸增大；背侧演变为前庭囊，最后形成3个膜半规管和椭圆囊的上皮；腹侧演变为耳蜗囊，最后形成球囊和耳蜗管的上皮；听泡及其周围的间充质演变为膜迷路；膜迷路周围的间充质形成软骨性囊；软骨性囊骨化形成骨迷路。

二、中耳的发生

第1咽囊远侧盲端膨大演化为鼓室，近侧段形成咽鼓管；鼓室上方的间充质演化为3块听小骨。

三、外耳的发生

第1鳃沟向内深陷，形成外耳道。第1鳃沟周围的间充质增生，形成6个结节状隆起，称耳丘（auricular hillock）。耳丘围绕外耳道口，演变成耳郭。

四、耳的常见畸形

最常见的是先天性耳聋和耳郭畸形。

先天性耳聋（congenital deafness）分为以下2种：①遗传性：内耳发育不全、耳蜗神经发育不良、听小骨发育缺陷、外耳道闭锁。②非遗传性：与药物中毒、感染等因素有关；内耳、耳蜗神经、听觉中枢发育不良，常伴有哑。

第五节　颜面的形成

第1鳃弓出现后，其腹侧部分迅速分叉为两支，分别称为上颌隆起（maxillary prominence）与下颌隆起（mandibular prominence）。

颜面是由额鼻隆起、左右上颌隆起、已愈合的左右下颌隆起及这5个隆起包围的宽大凹陷——口凹（stomodeum）构成的。口凹即原始口腔，它的底是口咽膜。口咽膜于第4周中破裂，原始口腔便与原始咽相通。

颜面形成与鼻的发生密切相关。在额鼻隆起的下缘两侧，局部外胚层组织增生变厚，成左右一对鼻板（nasal placode）。继而鼻板中央向深部凹陷为鼻窝（nasal pit），其下缘以一条细沟与口凹相通。鼻窝周缘部的间充质增生而隆起。鼻窝内侧的隆起称内侧鼻隆起（median nasal prominence），外侧的称外侧鼻隆起（lateral nasal prominence），早期的两个隆起是相互相连续的。

原始口腔的开口（亦称原口）起初很大，随着两侧上、下颌隆起向中线汇拢和上、下唇的形成，同侧上、下颌隆起的分叉处向中线方向生长，形成颊，口裂因此变小。眼的发生最初是在额鼻隆起的腹外侧，两眼相距较远。以后随着脑与颅的迅速增大以及上颌与鼻的形成，两眼逐渐向中线靠近，并处于同一平面。外耳道由第 1 鳃沟演变而成，鳃沟周围的间充质增生形成耳郭。外耳的位置原本很低，后来随着下颌与颈的发育而被推向后上方。至第 2 个月末，胚胎颜面初具人貌。

第六节 神经系统发生

神经系统起源于神经外胚层，神经外胚层先形成神经管和神经嵴。神经管演变为脑、脊髓、神经垂体、松果体、视网膜等；神经嵴分化为神经节、周围神经、肾上腺髓质等。

一、神经管和神经嵴的早期分化

神经管壁的上皮为假复层柱状上皮，称**神经上皮**（neuroepithelium）。

成神经细胞（neuroblast）不再分裂，其神经细胞会发生如下形态变化：无极成神经细胞→双极成神经细胞→单极成神经细胞→多极成神经细胞。

成神经胶质细胞（glioblast）保持增殖分化能力。

小胶质细胞来源于血液单核细胞或神经外胚层。

二、脊髓的发生

神经管尾段分化为脊髓。套层分化为脊髓灰质，边缘层分化为白质，管腔分化为中央管。

第 3 个月前，脊髓与脊柱等长，所有脊神经的发出处与相对应的椎间孔处于同一平面；第 3 个月后，由于脊柱快速增长，脊柱超越脊髓，脊髓的位置上移；至出生前，脊髓下端与第 3 腰椎平齐，以终丝与尾骨相连；脊髓颈段以下的脊神经根斜行，穿过相应的椎间孔。腰、骶和尾段的脊神经根在椎管内垂直下行，与终丝共同组成马尾。

三、脑的发生

神经管头段发育为脑。

脑外形和内部结构的发育如下。

1. 神经管头段→三个脑泡

（1）前脑泡：头段→左右端脑→大脑半球尾段→间脑。

（2）中脑泡→中脑。

（3）菱脑泡：头段→后脑→脑桥和小脑尾段→末脑→延髓。

2. 神经管管腔→脑室

（1）前脑泡：左右端脑→左右侧脑室间脑→第三脑室。

（2）中脑泡→中脑导水管。

（3）菱脑泡：第四脑室。

3. 管壁的演变 在大脑，套层细胞迁移至外表面，形成皮质，边缘层形成内侧的白质；在中脑、后脑和末脑，神经细胞聚集形成神经核。

四、神经节和周围神经的发生

（一）神经节的发生

脑、脊神经节属于感觉神经。部分神经嵴细胞迁移至主动脉外侧，形成交感神经节。节部分神经嵴细胞迁入肾上腺皮质（脏壁中胚层形成），形成嗜铬细胞、交感神经节细胞。

（二）周围神经的发生

感觉神经纤维：脑、脊神经节细胞的树突，神经嵴细胞发展称为施万细胞。

运动神经纤维：由运动神经元的轴突（来自脑干、脊髓灰质前角）与施万细胞发展构成。

五、垂体的发生

垂体由拉特克囊与神经垂体芽结合形成。

口凹顶外胚层凹陷、与口腔壁脱离→拉特克囊（Rathke pouch）→前壁增厚形成远侧部，后壁形成中间部（腺上皮）。

间脑底部神经外胚层向腹侧延伸→神经垂体芽→远端膨大形成神经部，起始段形成漏斗柄（神经组织）。

第七节 复习思考题

一、概念

1. 角膜
2. 黄斑
3. 视网膜
4. 视细胞
5. 中央凹
6. 壶腹嵴
7. 位觉斑
8. 骨迷路
9. 膜迷路
10. 神经上皮

二、思考题

1. 比较视锥细胞与视杆细胞的不同
2. 比较位觉感觉器与听觉感受器的异同。

（朱艳霞）

第八章　软骨和骨及肢体的发生

> **重点**
>   - 软骨的一般结构和分类特点
>   - 骨组织的构成(骨基质,骨祖细胞,成骨细胞,骨细胞,破骨细胞)
>   - 骨单位的结构和功能意义
>   - 骨外膜的结构和作用
>   - 长骨的一般组织学结构
> **难点**
>   - 骨的发生过程及骨的改建

第一节　软　　骨

软骨是胚胎早期的主要支架,随着胎儿发育大部被骨取代,成体内有少量分布。

软骨(cartilage)由软骨组织和表面的软骨膜构成,软骨组织内无血管。

软骨组织(cartilage tissue)由软骨细胞和软骨基质构成。

一、软骨细胞(chondrocyte)

软骨陷窝(cartilage lacuna):软骨细胞在软骨基质内的腔隙。

软骨囊(cartilage capsule):陷窝周围一层含硫酸软骨素较多的基质。

幼稚软骨细胞:单个分布于软骨周边,小、扁圆形。

成熟软骨细胞:细胞大,圆或椭圆形,核小而圆,细胞质弱嗜碱性。电镜下,胞质内有丰富的粗面内质网和发达的高尔基复合体。

同源细胞群(isogenous group):越靠近软骨中央,细胞变大,呈圆形或椭圆形,常成群分布,每群有 2～8 个,它们来自一个母细胞,称同源细胞群。

软骨细胞功能:合成和分泌软骨基质和纤维。

二、软骨基质

软骨基质(cartilage matrix)即软骨细胞分泌的细胞外基质。基质呈凝胶状,主要成分是蛋白多糖和水。软骨陷窝周围的基质含硫酸软骨素较多,嗜碱性强,染色深,称软骨囊。软骨组织内无血管,纤维成分埋于基质中,使软骨具有韧性或弹性;纤维成分的种类因软骨类型而异（图8-1）。

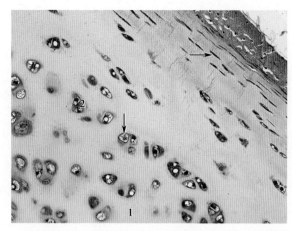

→- 成软骨细胞；↓- 软骨细胞；1- 软骨基质；2- 同源细胞群。
图 8-1 透明软骨光镜图（×400）

三、软骨膜

软骨膜（perichondrium）是软骨表面被覆的薄层致密结缔组织。外层：胶原纤维多，起保护作用；内层：有较多梭形的骨祖细胞，可增殖分化为成软骨细胞；含有小血管，为软骨提供营养。

四、软骨分类

根据软骨组织所含纤维的不同，可将软骨分为透明软骨（hyaline cartilage）、纤维软骨（fibrous cartilage）和弹性软骨（elastic cartilage）三种。

（一）透明软骨

分布：分布较广，如肋软骨、关节软骨、气管与支气管软骨等。纤维：胶原原纤维（Ⅱ型胶原蛋白），纤维细且折光率与基质相同，于 HE 染色切片不能分辨。基质：含大量水（图8-1）。功能：抗压性强，有一定的弹性和韧性。

（二）纤维软骨

分布：椎间盘、关节盘及耻骨联合等部位。软骨细胞：较小而少，成行分布于纤维束之间。纤维：胶原纤维束平行或交叉排列。基质：较少，弱嗜碱性（图8-2）。功能：韧性强。

（三）弹性软骨

分布：耳郭、咽喉及会厌等处。纤维：大量交织分布的弹性纤维，在软骨中部更为密集。基质：嗜碱性弱于透明软骨（图8-3）。功能：有较强的弹性。

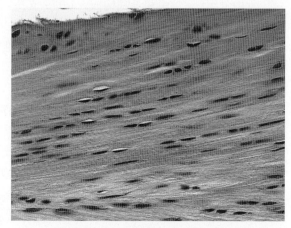

图 8-2 纤维软骨光镜图（×200）

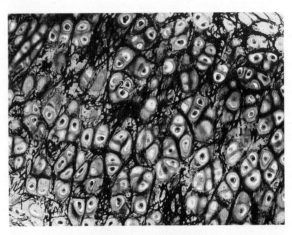

1- 弹性纤维；2- 软骨细胞。

图 8-3　弹性软骨醛复红特殊染色（×400）

五、软骨的生长方式

软骨有两种并存的生长方式。

（一）间质性生长

间质性生长（interstitial growth）又称为软骨内生长，指已有的软骨细胞增殖和生长形成更多的软骨细胞和软骨基质，软骨不断由内至外扩大。间质性生长是年幼时软骨的主要生长方式。

（二）附加性生长（appositional growth，软骨膜下生长）

附加性生长（appositional growth）又称为软骨膜下生长，指软骨膜内骨祖细胞增殖分化为成软骨细胞，逐渐添加在软骨组织表面，形成软骨细胞。后者产生基质使软骨加厚。附加性生长是出生后软骨的主要生长方式。

第二节　骨

骨由骨组织、骨膜和骨髓构成。功能：支持，保护，造血，储钙。**骨组织**（osseous tissue）：由基质、纤维和细胞构成。细胞成分包括骨祖细胞、成骨细胞、骨细胞和破骨细胞 4 种。骨细胞最多，位于骨基质的骨陷窝内，其他三种细胞均位于骨组织的边缘（图 8-4～图 8-7）。

一、骨基质

骨基质（bone matrix）又称骨质，即钙化的细胞外基质。由有机成分和无机成分构成。有机成分包括大量的胶原纤维和少量基质，基质主要成分是糖胺多糖，并含有多种糖蛋白，如骨钙蛋白、骨黏连蛋白和骨桥蛋白。无机成分又称骨盐，占干骨重量的 65%，主要为羟基磷灰石结晶，呈细针状，沿骨胶原纤维长轴规则排列。骨质最初形成时无骨盐沉积，称类骨质，类骨质钙化后才成为骨质。骨质的结构呈板层状，称骨板，成层排列。同一骨板内的纤维相互平行，相邻骨板的纤维则相互垂直。**密质骨**（compact bone）：大量骨板紧密规则排列；分布于长骨骨干、短骨和扁骨表层。**松质骨**（spongy bone）：数层不规则排列的骨板形成针、片状骨小梁,交错成为多孔的网格样结构;分布于长骨骨骺、短骨中心。

二、骨组织的细胞

(一)骨祖细胞

骨祖细胞(osteoprogenitor cell)分布于骨组织的表面。形态:体积小,呈梭形,细胞核椭圆,胞质弱嗜碱性。为骨组织中的干细胞,可增殖分化为成骨细胞(图8-4)。

(二)成骨细胞

成骨细胞(osteoblast)分布:位于成骨活跃的骨组织表面,常单层排列。光镜下,胞体呈立方形或矮柱状。细胞表面有许多细小突起,与相邻的成骨细胞或骨细胞突起形成缝隙连接。细胞核大而圆,胞质嗜碱性(图8-4,图8-5)。电镜下,胞质内见有大量粗面内质网和发达的高尔基复合体。成骨细胞产生骨基质的有机成分,并释放基质小泡,小泡内含小的骨盐结晶,小泡膜上有钙结合蛋白,可促进钙盐的沉积。成骨细胞被其分泌的类骨质包埋后,便成为骨细胞。

(三)骨细胞

骨细胞(osteocyte)分布:单个分散于骨板内或骨板间;形态:胞体较小、呈扁椭圆形,有许多细长突起(图8-5)。胞体所在腔隙称骨陷窝,突起伸入骨小管,突起间有缝隙连接,骨小管彼此相通(图8-6)。骨陷窝和骨小管内含组织液,营养骨细胞并输送代谢产物。功能:骨细胞对骨基质的更新和维持有重要作用,有一定的溶骨和成骨作用,参与调节钙、磷平衡。

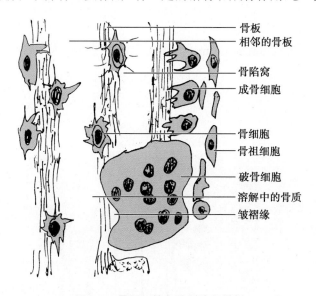

图8-4 骨组织的各种细胞和骨板

(绘图:深圳大学2017级临床医学专业 王玺)

(四)破骨细胞

破骨细胞(osteoclast)是一种多核的大细胞,由多个单核细胞触合而成。分布:数量较少,位于骨组织表面。光镜下,体积大,有6~50个核,胞质呈泡沫状,嗜酸性,贴近骨质的一侧有皱褶缘。电镜下,皱褶缘是许多不规则的指状突起,皱褶缘深面有许多吞噬泡,胞质内含大量溶酶体和线粒体。功能:释放多种水解酶和有机酸,溶解骨质;吞噬分解的骨质成分。

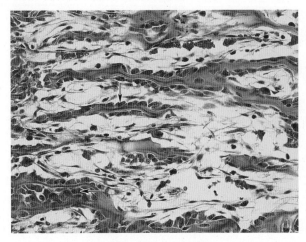
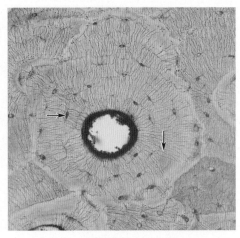

↓- 成骨细胞；←- 骨细胞。

图 8-5　骨切片示骨细胞及成骨细胞

→- 骨陷窝；↓- 骨小管。

图 8-6　骨磨片示骨陷窝和骨小管

三、长骨的结构

长骨的构成：骨干、骨骺，表面覆盖骨膜和关节软骨；内为骨髓腔，骨髓充填其中。

（一）骨干

由密质骨和少量松质骨构成。

1. 密质骨　密质骨（compact bone）按骨板排列方式可分为环骨板、骨单位（哈弗斯系统）和间骨板（图 8-7）。

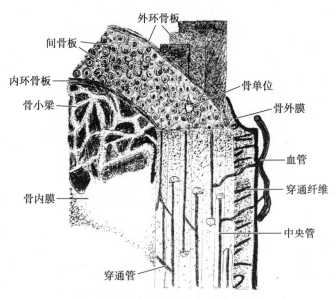

外环骨板

间骨板

内环骨板

骨小梁

骨单位

骨外膜

血管

穿通纤维

骨内膜

中央管

穿通管

图 8-7　长骨骨干结构模式图

（绘图：深圳大学 2016 级临床医学专业　岳丽）

（1）环骨板（circumferential lamella）：指环绕骨干内、外表面排列的骨板，分别称为内环骨板和外环骨板。外环骨板：厚，由数层或十多层骨板组成，较整齐地环绕骨干排列。内环骨板：薄，仅由数层骨板组成，而且排列不规则。穿通管（perforating canal）：又称 Volkmann 管，横向穿越外环骨板和内环骨板的小管，与骨单位的中央管相通连，是小血管和神经的通道。

（2）**骨单位**（osteon）：又称哈弗斯系统（Haversian system），指内、外环骨板之间的大量长柱状结构，由哈弗斯骨板和中央管构成。

哈弗斯骨板：4～20 层，以中央管为中心呈同心圆排列。中央管（central canal）：或称哈弗管（Haversian canal），内有小血管、神经及少量结缔组织；与穿通管相通。间骨板：骨单位间或骨单位与环骨板间的骨板，形状不规则，是骨生长和改建过程中未被吸收的残留骨板。黏合线（cement line）：三种结构之间以及骨单位表面的一层黏合质，含较多骨盐。骨小管在此终止，不与相邻骨单位的骨小管连通。

（3）间骨板（interstitial lamella）：是填充在骨单位之间的一些不规则的平行骨板。是原有的骨单位或内外环骨板未被吸收的残留部分。除骨陷窝及骨小管外，无其他管道。

2. 松质骨　松质骨（spongy bone）分布于长骨的骨骺和骨干的内侧份，是大量针状或片状骨小梁相互连接而成的多孔隙网架结构，网孔即骨髓腔，其中充满骨髓。骨小梁厚度一般为 0.1～0.4mm，由数层平行排列的骨板和骨细胞构成。骨小管穿行表层骨板开口于骨髓腔，骨细胞从中获得营养并排出代谢产物。

（二）骨骺

长骨两端的骨骺主要由松质骨构成，表面有薄层密质骨，其骨板叠加成骨小梁。针状或片状的骨小梁相互交织成网，网孔即为骨髓腔，其中充满红骨髓。

（三）骨膜

除关节面外，骨的内、外表面均覆以骨膜，分别称为骨内膜和骨外膜。

1. 骨外膜　为一层较厚的致密结缔组织，又分内外两层，外层含有粗大的胶原纤维束，有些纤维穿入外环骨板，称穿通纤维，将骨外膜固定于骨；内层较疏松，含有小血管、神经和骨祖细胞。

2. 骨内膜　较薄，由一层扁平的骨祖细胞和少量结缔组织构成，功能为营养骨组织，为骨生长和创伤修复提供骨祖细胞。

第三节　骨　的　发　生

骨来源于胚胎时期的间充质。

一、骨组织的发生过程

骨组织发生包括骨组织的形成和骨组织的吸收两个过程，这两个过程同时存在，处于动态平衡。

（一）骨组织的形成

骨祖细胞增殖分化为成骨细胞，成骨细胞分泌类骨质并被类骨质包埋形成骨细胞，类骨质钙化为骨质，形成骨组织。

（二）骨组织的吸收

破骨细胞细胞膜形成皱折缘将骨表面围成一小空间，破骨细胞向其中泵泌氢离子（H^+）溶融矿盐，同时破骨细胞分泌蛋白水解酶降解骨基质使局部形成陷窝，即骨吸收。

骨组织的形成和吸收同时存在，处于动态平衡。

二、骨组织的发生方式

骨的发生有两种方式：膜内成骨与软骨内成骨。

（一）膜内成骨

膜内成骨（intramembranous ossification）指在原始的结缔组织膜内直接成骨。见于头面部的扁骨等。过程：先由间充质形成未来骨的膜性雏形，然后在此膜性雏形内出现骨化中心（ossification center），血管增生，间充质细胞增殖、经骨祖细胞分化为成骨细胞并生成骨组织。成骨过程由骨化中心向周围扩展，外周的间充质分化为骨膜。顶骨、额骨和锁骨等均为膜内成骨（图8-8）。

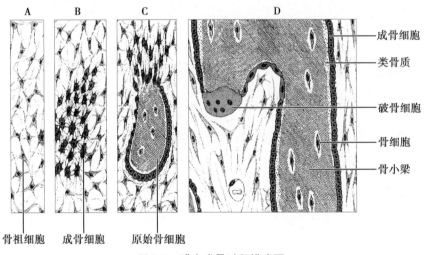

图8-8　膜内成骨过程模式图

（二）软骨内成骨

软骨内成骨（endochondral ossification）是指在预先形成的软骨雏形的基础上，软骨逐步被替换为骨。见于四肢骨、躯干骨等。过程见图8-9和图8-10。

1. 骨雏形的形成（cartilage model）　间充质细胞先后分化为骨祖细胞，成软骨细胞和软骨细胞，进而形成一块透明软骨，即未来骨的软骨雏形。

2. 骨领（bone collar）的形成　在软骨雏形的中段，软骨膜内的骨祖细胞分化为成骨细胞，并在软骨表面形成薄层骨组织，称骨领。此时其表面的软骨膜即改称骨膜。

3. 初级骨化中心（primary ossification center）与骨髓腔的形成　骨领环绕的软骨组织中的软骨细胞肥大、软骨基质钙化，随之软骨细胞死亡。此时，骨外膜的血管、骨祖细胞及破骨细胞等穿过骨领，进入其中，并在此形成过渡性骨小梁，小梁之间即为初级骨髓腔。这一最早成骨的部位称初级骨化中心。随着骨领的延长，初级骨化中心的成骨过程也不断向两端推移，使骨不断加长，骨髓腔也随之扩大。在胎儿长骨纵切面上，可观察到这一成骨过程的4个区段，即软骨贮备区、软骨增生区、软骨钙化区和成骨区。

4. 次级骨化中心（secondary ossification center）与骨骺形成　次级骨化中心于出生前后出现在骨干两端，成骨过程从次级骨化中心向周围辐射，最后骨干两端变成骨骺。在未成年时骨骺和骨干之间仍保留一层软骨，称骺板（epiphyseal plate），是长骨继续增长的基础。待成年后，骺板被骨组织取代，留下一骨化痕迹，称骺线，长骨不再加长。

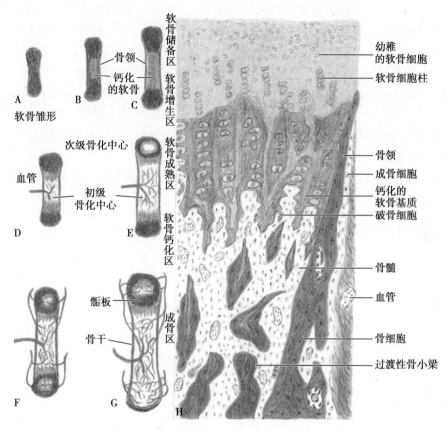

图 8-9　长骨发生示意图

（绘图：深圳大学 2016 级临床医学专业　岳丽）

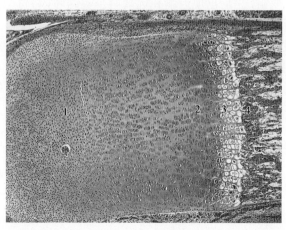

1- 软骨储备区；2- 软骨增生区；3- 软骨钙化区；4- 成骨区。

图 8-10　长骨的发生

三、骨的进一步生长

(一)骨的加长

通过骺板不断生长并替换成骨组织。

骺板分为四个区:①**软骨储备区**(zone of reserve cartilage):软骨细胞较小,分散存在。软骨基质呈弱嗜碱性。②**软骨增生区**(zone of proliferating cartilage):软骨细胞较大,通过分裂形成的同源细胞群纵列成行,形成软骨细胞柱。③**软骨钙化区**(zone of calcifying cartilage):软骨细胞肥大,呈空泡状,核固缩,可见退化死亡的软骨细胞留下的大陷窝。钙化的软骨基质呈强嗜碱性。④**成骨区**(zone of ossification):形成过渡型骨小梁,然后被破骨细胞吸收,骨髓腔向两端扩大。

17~20岁,软骨细胞停止增殖,骺板成为骺线。

(二)骨的增粗

骨外膜中骨祖细胞分化为成骨细胞,在骨干表面添加骨组织,使骨干变粗。骨干内表面的破骨细胞吸收骨小梁,使骨髓腔横向扩大。约30岁,长骨不再增粗。

四、影响骨生长的因素

内因如遗传基因的表达和激素的作用等。生长激素和甲状腺素可明显促进骺板软骨生长,分泌过少可致侏儒症,分泌过多可导致巨人症。

外因如营养及维生素供应等。儿童期缺乏维生素D可导致佝偻病,成人缺乏可导致骨软化症。

第四节　肢体的发生

肢体的发生过程如下。

1. 上肢芽与下肢芽(anterior and posterior limb bud)　人胚第4周末,胚体左右外侧体壁上先后出现两对小隆起,它们由深部增殖的中胚层组织和表面外胚层发育而来。

2. 肢芽逐渐增长变粗,先后出现近端和远端两个收缩环,将每一肢芽分为三段。上肢芽被分为臂、前臂和手;下肢芽被分为大腿、小腿和足。

3. 肢体中轴的间充质先形成软骨,继而以软骨内成骨方式形成骨,周围的间充质分化形成肢体的肌群,脊神经向肢体内长入。

4. 肢体的手和足起初为扁平的桨板状,而后其远端各出现四条纵行凹沟,手板与足板遂呈蹼状;至第7~8周,蹼膜消失,手指和足趾形成。

第五节　复习思考题

一、概念

1. 同源细胞群

2. 软骨囊

3. 骨板

4．骨质

5．类骨质

6．骨陷窝

7．骨小管

8．穿通管

二、思考题

1．试比较三种软骨的组织结构和分布的异同。

2．试述长骨密质骨的结构。

（朱艳霞）

第九章　血液、循环系统及发生

> **重点**
> - 红细胞的结构、功能、寿命及网织红细胞的概念
> - 五类白细胞的结构和主要功能
> - 血小板的光镜结构和功能
> - 各类血细胞的正常值
> - 红骨髓结构和造血诱导微环境的概念
> - 血管的分类及结构特点
> - 心脏的结构及功能
> - 胎儿血液循环的途径、特点及出生后的改变

> **难点**
> - 造血干细胞的分化途径
> - 血细胞发生过程中形态变化的基本规律
> - 心脏畸形的成因

第一节　血液及发生

一、血液

1. **血液**（blood）　循环流动在心血管系统内的液态组织，约占体重 7%，成人循环血容量约 5L。

2. 血细胞　由红细胞、白细胞、血小板和血浆组成。血液中，血细胞约占 45%，血浆占55%（表 9-1）。

3. 血浆（plasma）　主要为水、血浆蛋白、脂蛋白、酶、激素、维生素、无机盐和各种代谢产物。

4. 血象（hemogram）　指血细胞形态、数量、百分比和血红蛋白含量的测定结果（表 9-1）。

5. 血涂片（Wright 或 Giemsa 染色）　观察血细胞形态最常用的方法。染色液含亚甲蓝、伊红、天青等，可将各种血细胞一次染出（图 9-1）。

表 9-1 血细胞分类和计数的正常值

血细胞分类和计数	
血细胞	正常值
红细胞	男：$(4.0\sim5.5)\times10^{12}$/L
	女：$(3.5\sim5.0)\times10^{12}$/L
白细胞	$(4.0\sim10)\times10^{9}$/L
白细胞分类	
中性粒细胞	50%～70%
嗜酸性粒细胞	0.5%～3%
嗜碱性粒细胞	0%～1%
单核细胞	3%～8%
淋巴细胞	25%～30%
血小板	$(100\sim300)\times10^{9}$/L

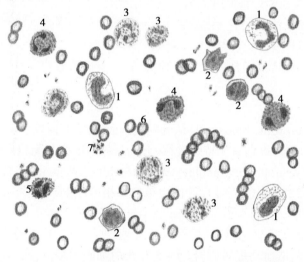

1-单核细胞；2-淋巴细胞；3-中性粒细胞；4-嗜酸性粒细胞；
5-嗜碱性粒细胞；6-红细胞；7-血小板。

图 9-1 血涂片仿真图

（绘图：深圳大学 2016 级临床医学专业 岳丽）

二、红细胞

红细胞（erythrocyte，red blood cell）呈双凹圆盘状，直径约 7.5μm，中央较薄，厚约 1μm；周缘较厚，约 2μm，此形态使红细胞具有较大表面积。成熟红细胞无核，无细胞器，胞质内充满血红蛋白（hemoglobin，Hb），故呈红色。平均寿命约为 120d，老化的红细胞被脾和肝脏的巨噬细胞吞噬清除。

1. 血红蛋白（hemoglobin Hb） 是红细胞的主要成分，有运输及供给全身组织和细胞生命活动所需的 O_2，并带走代谢所产生的 CO_2 的功能。Hb 与 CO 结合更牢固，导致煤气中毒。正常值：男性 120～150g/L，女性 110～140g/L。

红细胞形态可变性（deformability）：当它通过小于自身的毛细血管时，可改变形状。因为红细胞膜固定在一个能变形的圆盘状的网架结构上，称为红细胞膜骨架，其主要成分为血影蛋白和肌动蛋白。红细胞变形穿越脾血窦内皮细胞间隙。病理情况下，如遗传性球形红细胞症，因血影蛋白分子结构异常，变形性差，易被脾巨噬细胞吞噬清除，导致先天性溶血性贫血。

2. **血型**（blood type）　红细胞膜中有血型抗原 A 和 / 或血型抗原 B，构成 ABO 血型抗原系统。人类血液中有抗异型血的天然抗体，若错配血型，首次输血可致溶血（hemolysis）。蛇毒、溶血性细菌、脂溶剂等，也能引起溶血。

3. **网织红细胞**（reticulocyte）　新生的红细胞从骨髓进入血液，细胞内尚残留部分核糖体，用煌焦油蓝染色呈细网状，故称网织红细胞（图9-2）。

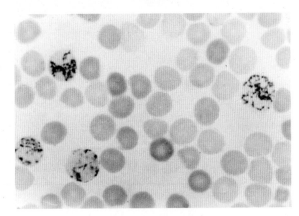

图9-2　网织红细胞

正常值：占红细胞总数的 0.5%～1.5%。临床意义：骨髓造血功能障碍和贫血疗效的评价。

三、白细胞

白细胞（leukocyte，white blood cell）从骨髓进入血液，24h 内以变形运动穿过血管壁，进入结缔组织或淋巴组织。根据有无特殊颗粒，分为有粒白细胞和无粒白细胞。

1. **中性粒细胞**（neurophilic granulocyte，neutrophil）　数量最多，直径为 10～12μm；核呈曲杆状或分叶状，2～5 叶（图9-1），叶间由缩窄部相连，胞质含许多细小颗粒。有很强的趋化作用和吞噬作用。

（1）核左移：在某些疾病，如机体受严重细菌感染时，1～2 叶核的细胞增多。

（2）核右移：骨髓造血功能障碍时，4～5 叶核的细胞增多。一般认为核分叶越多越接近衰老。

中性粒细胞胞质染成粉红色，含许多细小、分布均匀、染成淡紫色或淡红色的中性颗粒，分别为嗜天青颗粒及特殊颗粒。

（3）嗜天青颗粒：浅紫色，20%，为溶酶体，含酸性磷酸酶、髓过氧化物酶等酸性水解酶类。

（4）特殊颗粒：浅红色，80%，为分泌颗粒，含溶菌酶、吞噬素等。

中性粒细胞具有活跃的变形运动及吞噬功能。当机体受到细菌等病原微生物的侵犯时，中性粒细胞受细菌产物及感染组织释放的某些化学物质的趋化作用，能以变形运动穿出血管，聚集到细菌侵犯部位，吞噬细菌形成噬菌体。因此机体受到某些细菌感染发生炎症时，除白细胞总数增加外，中性粒细胞比例也增高。其大量吞噬细菌后死亡，变为脓细胞。

2. **嗜碱性粒细胞**（basophilic granulocyte，basophil）　白细胞中数量最少，直径为 10～12μm；核为分叶状，S 形或不规则，胞质内含嗜碱性颗粒可将核掩盖。分泌物同肥大细胞，嗜碱性颗粒含肝素、组胺、嗜酸性粒细胞趋化因子等，细胞基质内有白三烯，参与过敏反应（图9-1）。

3. **嗜酸性粒细胞**（eosinophilic granulocyte，eosinophil）　直径为 10～15μm，核为分叶状，多为 2 叶，胞质内充满粗大的鲜红色嗜酸性颗粒，内含组胺酶、芳基硫酸酯酶及阳离子蛋白。其分泌物能分解组织胺，灭活白三烯，抑制过敏反应。阳离子蛋白还能杀灭寄生虫（图 9-1）。

4. **单核细胞**（monocyte）　白细胞中体积最大，直径为 14～20μm；核呈肾形、马蹄铁形或不规则；胞质弱嗜碱性呈灰蓝色，含许多嗜天青颗粒。进入结缔组织后分化成巨噬细胞（图 9-1）。

5. **淋巴细胞**（lymphocyte）　呈球形，参与免疫应答，抵御疾病。小淋巴细胞：直径为 6～8μm，胞质少，强嗜碱性，核圆、有侧凹，染色质块状着色深。中、大淋巴细胞：直径分别约 9～12μm、13～20μm，胞质均较多，含少量嗜天青颗粒，核染色质略稀疏，着色略浅。血液中以小淋巴细胞为主，有部分中淋巴细胞；大淋巴细胞存在于淋巴组织中。电镜下淋巴细胞的特点：胞质富含游离核糖体，可含溶酶体（图 9-2）。

6. 淋巴细胞分类

（1）胸腺依赖淋巴细胞（thymus dependent lymphocyte，T 细胞）：于胸腺产生，占淋巴细胞总数 75%。

（2）骨髓依赖淋巴细胞（bone marrow dependent lymphocyte，B 细胞）：于骨髓产生，占 10%～15%，受抗原刺激后增殖分化为浆细胞，产生抗体。

（3）自然杀伤细胞（nature killer cell，NK 细胞）：占 10%。

四、血小板

血小板（blood platelet，thrombocyte）为骨髓巨核细胞脱落的胞质小块。双凸圆盘状，直径为 2～4μm，其受刺激后伸出小突起，在血涂片上常聚集成群（图 9-1）。胞质呈浅蓝色，中央有致密紫色颗粒区（granulomere），周边呈弱嗜碱性，称透明区（hyalomere）。颗粒区有特殊颗粒（α 颗粒）、致密颗粒和少量溶酶体；透明区含有微管和微丝。电镜下血小板膜表面有较厚的血浆蛋白。血小板有两套小管系统，分别为开放小管系和封闭的致密小管系，具有与血浆物质与信号交换等功能。

血小板寿命约 7～14d。其特殊颗粒含血小板因子Ⅳ、血小板源性生长因子（PDGF）等，致密颗粒含 5- 羟色胺、钙离子等，是血小板参与止血和凝血，促进内皮细胞增殖、修复血管等的物质基础。

五、淋巴

淋巴（lymph）是淋巴管系统内流动的液体，由组织液渗入毛细淋巴管内形成，由淋巴浆和淋巴细胞组成。淋巴浆是血浆在毛细血管动脉端的部分渗出液。淋巴细胞主要源于淋巴结。四肢的淋巴亮而透明，含蛋白质约 0.5%；小肠淋巴含许多脂肪小滴而呈乳白色，称乳糜（chyle）；肝的淋巴内含大量血浆蛋白。

六、骨髓

（一）概述

原始血细胞于胚胎第 3 周在卵黄囊壁等处的血岛生成。第 6 周于肝造血；第 4 个月于脾造血；胚胎后期和出生后，主要于红骨髓（red marrow）造血。其主要由造血组织和血窦构成，分布在扁骨、不规则骨和长骨骺端的松质骨中。

（二）造血组织

由网状组织及造血细胞组成。造血诱导微环境（hematopoietic inductive microenvironment，HIM）：是造血细胞赖以生长发育的环境。骨髓造血微环境包括骨髓的神经成分、微血管系统与纤维、细胞外基质与骨髓基质细胞。造血基质细胞（hematopoietic stromal cell）是造血微环境的核心成分，它是混合性的细胞群体，包括巨噬细胞、血窦内皮细胞、网状细胞等，分泌体液因子，调节造血细胞的增殖与分化。发育中的幼稚红细胞常位于血窦附近，成群嵌附在巨噬细胞表面，构成幼红细胞岛。

血窦为管腔大、形状不规则的毛细血管，内皮细胞间隙较大，内皮基膜不完整，呈断续状，有利于成熟血细胞进入血液。

（三）造血干细胞

造血干细胞又称多能干细胞（multipotential stem cell），起源于卵黄囊等处的血岛，出生后主要位于红骨髓、脾和淋巴结，少量于外周血。形态类似小淋巴细胞，即细胞体积小，核相对较大，胞质富含核糖体。造血干细胞的基本特性是：①有很强潜能，在一定条件下能反复分裂，大量增殖；但在一般生理状态下，多数细胞处于 G_0 期静止状态；②有多向分化能力，在一些因素的作用下能分化形成不同的祖细胞；③有自我复制能力，即细胞分裂后的子代细胞仍具原有特征，故造血干细胞可终身保持恒定的数量。

（四）造血祖细胞

集落刺激因子（colony stimulating factor，CSF）作用于造血祖细胞（hemopoietic progenitor），使其分化为各种血细胞。红系造血祖细胞的集落刺激因子为 EPO，粒 - 单系造血祖细胞的集落刺激因子为 GM-CSF、IL-1 等，巨核细胞系造血祖细胞的集落刺激因子为 TPO。

七、血细胞的发生

血细胞的发生（hematopoiesis）过程分为原始阶段、幼稚阶段（又可分为早、中、晚三期）及成熟阶段。

1. 血细胞发生过程中形态变化的基本规律

（1）胞体：由大变小，巨核细胞反之。

（2）胞核：由大变小，红细胞核最后消失，粒细胞核由圆形变成杆状、分叶状，巨核细胞核由小变大；染色质由细疏变粗密，着色由浅变深，核仁由明显渐消失。

（3）胞质：由少变多，嗜碱性渐变弱，单核和淋巴细胞除外；特殊结构从无到有，逐渐增多。

（4）分裂能力：从有到无，淋巴细胞除外。

2. 红细胞系发生过程　原红细胞→早幼红细胞（血红蛋白出现）→中幼红细胞→晚幼红细胞（脱去细胞核）→网织红细胞→成熟红细胞。

3. 粒细胞系发生过程　原粒细胞→早幼粒细胞（出现嗜天青颗粒和特殊颗粒）→中幼粒细胞→晚幼粒细胞→成熟粒细胞。

4. 单核细胞系发生过程　原单核细胞→幼单核细胞→单核细胞。幼单核细胞增殖力很强，约 38% 的幼单核细胞处于增殖状态。炎症或免疫功能活跃时，幼单核细胞加速分裂增殖，提供足量的单核细胞。

5. **巨核细胞系发生过程**　原巨核细胞→幼巨核细胞→巨核细胞（megakaryocyte）→血小板。巨核细胞为 8~32 倍体，直径为 50~100μm，核巨大分叶，胞质含大量血小板颗粒。胞质内形成分隔小管，将胞质分隔成许多小区，每个小区即 1 个血小板。巨核细胞突起从血窦内皮细胞间隙伸入窦腔，胞质末端脱落成为血小板；每个细胞可生成 2 000~8 000 个血小板。

6. **淋巴细胞系发生过程**　部分淋巴性造血干细胞经血流进入胸腺皮质，增殖分化为 T 细胞。部分停留在骨髓内发育为 B 细胞和 NK 细胞。淋巴细胞的发育主要表现为细胞膜蛋白和功能状态的变化，形态结构的演变不明显，故很难从形态上划分淋巴细胞的发生和分化阶段。

第二节　循 环 系 统

循环系统（circulatory system）包括心血管系统和淋巴管系统。

心血管系统由心脏、动脉、毛细血管和静脉组成。心脏是输送血液的泵，推动血液在血管内流动，心脏泵血到动脉，再到毛细血管进行物质交换后回到静脉，最后回流入心脏。

淋巴管系统由毛细淋巴管、淋巴管和淋巴导管组成，是心血管系统的辅助管道系统，收集组织间隙中的液体，形成淋巴，经静脉流入心脏。

一、心脏的结构

心脏是一个肌性空腔器官，房间隔和室间隔将其分为左、右心房和左、右心室四个腔。各心腔的出口处有心瓣膜，防止血液逆流。心壁主要由心肌构成。心肌的节律性舒缩赋予血液流动的能量。心壁分三层，由内向外分为心内膜、心肌膜和心外膜（图 9-3）。

1. **心内膜**（endocardium）　由内皮、内皮下层和心内膜下层组成。内皮为单层扁平上皮，与出入心脏的大血管内皮相连续，表面光滑，利于血液流动。内皮下层由薄层细密结缔

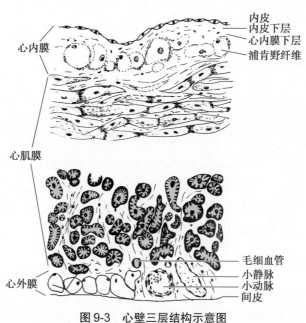

图 9-3　心壁三层结构示意图

（绘图：深圳大学 2017 级临床医学专业　王玺）

组织和少量平滑肌组成。心内膜下层（subendocardial layer）为较疏松的结缔组织，含小血管和神经，心室的心内膜下层有心传导系统的分支——**浦肯野纤维**（Purkinje fiber）（图9-4）。

2．心瓣膜（cardiac valve） 是心内膜突向心腔而成的薄片状结构；其表面为内皮，中间为致密结缔组织，瓣的游离缘由腱索与乳头肌相连。其功能是阻止血液逆流，保证血液的单向流动，包括房室瓣、主动脉瓣和肺动脉瓣。

3．心肌膜（myocardium） 由心肌纤维构成，是心壁中最厚的。心室的心肌膜厚于心房，左心室的最厚。心室的心肌纤维粗而长，呈螺旋状排列，大致可分为内纵、中环和外斜三层。心房的心肌纤维细而短，多集合成束。心肌膜有较多结缔组织和丰富的毛细血管。心房肌纤

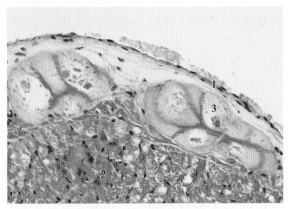

1- 心内膜；2- 心肌膜；3- 浦肯野纤维。

图9-4　心壁光镜图

维含心房特殊颗粒，颗粒内含心房钠尿肽（artrial natriuretic factor，ANF），具有利尿、排钠、扩张血管和降低血压的作用。

4．心外膜（epicardium） 为浆膜（serous membrane）。其外表面为间皮，间皮下为疏松结缔组织，含血管、神经、神经节和脂肪组织。

二、心传导系统

心壁内含特殊心肌纤维组成的传导系统，其功能是发生冲动并传导到心脏各处，使心房肌和心室肌按一定的节律舒缩。包括窦房结、房室结、房室束及各级分支。

组成心脏传导系统的细胞有三种。

1．起搏细胞（pacemaker cell） 位于窦房结和房室结中央部的结缔组织中，是心肌兴奋的起搏点。起搏细胞较普通心肌纤维小，染色浅，呈梭形或多边形，有分支连接成网，胞质内糖原较多。

2．移行细胞（transitional cell） 位于窦房结和房室结周边，起传导冲动的作用。大小介于起搏细胞和普通心肌纤维之间，较普通心肌纤维短而细，胞质内含较多肌原纤维，肌浆网也发达。

3．浦肯野纤维（Purkinje fiber） 位于心室的心内膜下层和心肌，将冲动迅速传到心室各处，组成房室束及其分支，使所有心室肌纤维同步舒缩。较普通心肌纤维短而粗，形状不规则，染色浅，有1～2个细胞核，位于细胞中央，核周胞质染色淡，肌原纤维较少，位于细胞周边，胞质中含丰富的线粒体和糖原，细胞间有发达的闰盘。

三、血管结构及分类

（一）血管壁的一般组织结构

动脉和静脉的血管壁由内向外分三层：内膜、中膜、外膜。内膜由内皮及内皮下层组成，内皮为单层扁平上皮细胞，内皮下层为薄层结缔组织，有些动脉其深面有内弹性膜，由

弹性蛋白构成，横切面上呈波浪状，常作为动脉内膜与中膜的分界。动脉内弹性膜明显，而静脉内弹性膜不明显。中膜由平滑肌及弹性膜组成，动脉中膜厚于静脉，部分动脉血管的中膜可见断续的外弹性膜，是中膜和外膜的分界。外膜由疏松结缔组织组成，内有营养血管及神经。

（二）动脉

动脉（artery）是由心室发出的血管，到达身体各处。根据管径的大小，分为大动脉、中动脉、小动脉和微动脉。动脉内血流压力高，流速快，管壁厚，富有弹性和收缩性，管壁从内向外均可分为内膜、中膜和外膜。

1. 大动脉（large artery）　包括主动脉、肺动脉、无名动脉、颈总动脉、锁骨下动脉、髂总动脉等，因中膜含丰富弹性膜和弹性纤维，故弹性回缩力大，故又称**弹性动脉**（elastic artery）（图9-5）。因此心收缩期大动脉扩张，可缓冲血流压力，心舒张期又弹性回缩，起辅助泵的作用，将心脏间断的射血转变为持续的血流。

内膜由内皮和内皮下层构成。内皮下层为疏松结缔组织，含纵行胶原纤维和少量平滑肌纤维。电镜下内皮细胞中有 W-P 小体，贮存 vWF，vWF 可同时与胶原纤维及血小板结合，参与凝血、止血。内膜一般无血管分布，其营养由大动脉管腔内血液渗透供给。中膜很厚，含 40～70 层弹性膜，弹性膜之间有环行平滑肌、少量胶原纤维和基质。中膜平滑肌发达，平滑肌的舒缩改变血管管径

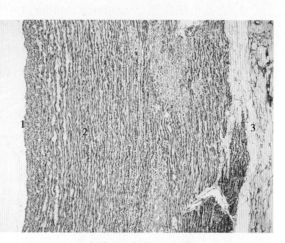

1- 内膜；2- 中膜；3- 外膜。

图 9-5　大动脉光镜图

的大小，可调节分配到身体各部分和各器官的血流量。病理状态下，中膜的平滑肌纤维可迁入内膜增生，为动脉粥样硬化。外膜较薄，为疏松结缔组织，主要为成纤维细胞。含小血管和神经。

2. 中动脉（medium-sized artery）　管径一般大于 1mm，管壁的平滑肌纤维丰富，又称**肌性动脉**（muscular artery）。内膜在与中膜交界处有 1～2 层内弹性膜，较薄，常呈波浪状；中膜较厚，由 10～40 层环行平滑肌纤维组成，细胞间有少量的弹性纤维和胶原纤维。中膜与外膜交界处有外弹性膜；外膜厚度与中膜相等。

3. 小动脉（small artery）与微动脉（arteriole）　管径介于 0.3～1mm，内弹性膜明显，中膜含几层环行平滑肌纤维，一般无外弹性膜。微动脉（arteriole）管径一般小于 0.3mm，无内外弹性膜，中膜含 1～2 层平滑肌纤维，外膜较薄。

小动脉和微动脉的功能：收缩和舒张调节血流外周阻力，对正常血压的维持起重要作用，又称外周阻力血管。

（三）毛细血管

毛细血管（capillary）是连接动脉和静脉之间的微细血管，彼此吻合成网；其在体内分布最广，管壁薄、面积大、血流速度缓慢，是血液与周围组织进行物质交换的主要部位，并对物

质合成代谢和抗血栓形成有作用。在代谢旺盛的组织和器官，如骨骼肌、心、肺、肝、肾和许多腺体等，毛细血管网丰富；代谢低的组织和器官如平滑肌、骨、肌腱和韧带等，毛细血管网较稀疏。

管壁由一层内皮、基膜和周细胞组成，外有少许结缔组织。毛细血管横切面由1～3个内皮细胞围成，基膜只有基板，无网板，周细胞是扁平有突起的细胞，紧贴在内皮细胞外面，周细胞含肌动蛋白和肌球蛋白，有收缩功能。

根据毛细血管壁超微结构特点，毛细血管可分为三型：连续毛细血管、有孔毛细血管、血窦。

1. 连续毛细血管（continuous capillary）　内皮细胞间有紧密连接封闭细胞间隙，基膜完整，胞质中有大量质膜小泡。连续毛细血管主要以质膜小泡在血液和组织之间进行物质交换。分布于结缔组织、肌组织、外分泌腺、神经系统、胸腺和肺等处。

2. 有孔毛细血管（fenestrated capillary）　内皮细胞的基膜完整，内皮细胞不含核的部分极薄，有许多贯穿胞质的内皮窗孔，有隔膜封闭，内皮窗孔有利于物质交换。有孔毛细血管主要分布于胃肠黏膜、某些内分泌腺和肾血管球等。

3. **血窦**（sinusoid）　也称窦状毛细血管（sinusoid capillary），管腔较大，形状不规则。内皮细胞间隙较大，有利于大分子物质甚至血细胞出入血管。血窦主要分布于肝、脾、骨髓和某些内分泌腺。血窦内皮细胞之间常有较大的间隙，故又称不连续毛细血管（discontinuous capillary）。其分布于肝、脾、骨髓和一些内分泌腺。

（四）静脉

静脉（vein）是血液回流到心脏的血管，自毛细血管静脉端逐级汇合，逐渐变粗。根据管径的大小，分为微静脉、小静脉、中静脉、大静脉。

与伴行的动脉相比，静脉有以下特点：①管腔大，不规则，管壁薄，弹性小；②管壁分内膜、中膜和外膜三层，分界不明显；③外膜常比中膜厚；④中膜平滑肌不如动脉丰富，结缔组织成分较多。管径2mm以上的静脉，特别是四肢静脉常有静脉瓣（venous valve），为两个彼此相对的半月形薄片，由内膜凸入管腔折叠而成，其中心为富含弹性纤维的结缔组织，表面覆以内皮，游离缘朝向血流方向，可防止血液倒流。

1. 大静脉　管径大于10mm，内膜较薄，中膜不发达，为几层疏松的环行平滑肌纤维。外膜很厚，结缔组织内有大量纵行的平滑肌纤维束。

2. 中静脉　管径为2～9mm，内膜薄，内弹性膜不明显。中膜环形平滑肌纤维分布稀疏。外膜比中膜厚，由结缔组织构成，无外弹性膜。

3. 小静脉　管径在200μm～1mm之间，内皮外有一至数层平滑肌，外膜逐渐变厚。

4. 微静脉　管径为50～200μm，管腔不规则，中膜无或仅有少许平滑肌，外膜薄。与毛细血管直接相连的微静脉称毛细血管后微静脉，其内皮细胞间隙较大，通透性大，利于进行物质交换。

微循环（microcirculation）指由微动脉到微静脉之间的血循环。一般由微动脉、中间微动脉、真毛细血管、直捷通路、动静脉吻合和微静脉组成。中间微动脉是微动脉的终末分支。真毛细血管批中间微动脉分支形成的相互吻合的毛细血管网，即俗称的毛细血管。直捷通路是指中间微动脉与微静脉直接想通、距离最短的毛细血管。

（五）淋巴管系统

分为毛细淋巴管、淋巴管和淋巴导管。盲端的毛细淋巴管始于组织，汇集成淋巴管，以淋巴导管汇入静脉。淋巴液来源于组织液。淋巴管也有丰富的瓣膜，与同等静脉相比，淋巴管腔大，壁薄，通透性大。

第三节　循环系统的发生

一、原始心血管的建立

人胚约第15d，在卵黄囊壁、体蒂和绒毛膜的胚外中胚层中，间充质细胞增殖形成细胞团，称血岛（blood island）。第18～20d，胚体内部的脏壁中胚层的间充质细胞也形成血岛。血岛中央的细胞分化为原始血细胞（primitive blood cell），即造血干细胞（hematopoietic stem cell）；周边细胞分化为内皮细胞，并围成内皮管网，胚内、胚外内皮管网于体蒂处沟通，逐渐形成原始心血管系统（primitive cardiovascular system），第3周末开始血液循环。

原始心血管系统左右对称，包括：①心管：1对，位于前肠腹侧。胚胎发育至第四周，合并为一条。②动脉：1对腹主动脉；6对弓动脉（aortic arch）；1对背主动脉（dorsal aorta）；卵黄动脉（vitelline artery）数对；脐动脉（umbilical artery）1对。③静脉：前主静脉（anterior cardinal vein）1对；后主静脉（posterior cardial vein）1对；两侧前、后主静脉汇合成左右总主静脉（common cardial vein）；卵黄静脉（vitelline vein）；脐静脉（umbilical vein）。

二、心脏发生

心脏发生于生心区。生心区是指胚盘前缘脊索前板（口咽膜）前面的中胚层。

（一）原始心脏的形成

人胚第18～19d，生心区的中胚层出现围心腔（pericardiac coelom）。围心腔腹侧的中胚层细胞密集，形成两条细胞索，称生心板（cardiogenic coelom），生心板中央出现空腔，分别形成左、右心管（cardiac tube）。头褶导致原始心脏转至原始咽的腹侧，侧褶导致1对心管融合为1条，陷入心包腔，中段游离。

同时围心腔不断扩大并向心管的背侧扩展，使心管背侧与前肠腹侧间的间充质形成心背系膜（dorsal mesocardium），将心管悬连于心包腔的背侧壁。随后心背系膜的中膜消失，形成心包横窦。心管融入心包腔，中胚层增厚发育成心肌膜，后者分泌一层富含透明脂酸的细胞外基质，充填于内皮及心肌膜之间，称心胶质（cardiac jelly）。并且来自静脉窦区域的间皮细胞迁移到心肌膜周围，发育成心外膜。因此，早期心管已具备心内膜、心肌膜、心外膜三层结构。

（二）心脏外形建立

心管→心球、心室、心房。

头端接动脉干，尾端出现静脉窦。

心管生长速度快于心包腔→形成球室袢，凸向右、前、尾侧。

心房移至心室头端背侧，向左右扩展，房室管形成。

（三）心脏发生

心管各段因生长速度不同，先后出现四个膨大，由头到尾依次为心球（bulbus cordis）、心室、心房和静脉窦。

静脉窦分为左、右两角，左、右总主静脉、脐静脉和卵黄静脉可分别通入两角。右角逐渐变大，左角萎缩变小，左角远段演变为左房斜静脉根部，近段演变为冠状窦。

心球的头端与动脉干相连，动脉干又与弓动脉的起始部相连。

心球和心室的生长速度较心包快，因而心球和心室形成 U 形弯曲，称球室祥。心房渐渐离开原始横膈，并膨出于动脉干两侧。心房扩大，房室沟加深，房室之间形成狭窄的房室管。

（四）心脏内部分隔形成

1. 房室管的分隔　房室管背侧壁和腹侧壁的心内膜组织增生，分别形成背、腹心内膜垫（endocardiac cushion）。两个心内膜垫彼此向对侧生长并融合，将房室管分隔为左、右房室孔。房室孔的心内膜增生演化成为房室瓣。

2. 原始心房的分隔　原始心房顶部背侧壁的中央，出现较薄的半月形的第一房间隔。此间隔逐渐向心内膜垫方向生长，游离缘与心内膜垫间留有第一房间孔。而后第一房间孔逐渐封闭，第一房间隔上部的中央构成若干个小孔，逐渐融合成一个大孔，称第二房间孔。在第一房间隔右侧，从心房顶端腹侧再长出一个第二房间隔，并向心内膜垫方向生长，遮盖第二房间孔，游离缘与心内膜垫间留有卵圆孔。出生前，右心房的血液可进入左心房。出生后，卵圆孔关闭，左右心房完全分隔。

3. 静脉窦演变及永久性心房形成　静脉窦左角逐渐萎缩融入右心房，成为右心房的光滑部；原始右心房成右心耳，原始左心房成为左心耳。左心房吸收原始肺静脉及其左右属支后，4 条肺静脉直接开口左心房。

4. 原始心室的分隔　第 4 周末，心尖部组织的心室腔底壁向内突起，形成室间隔肌部。间隔不断向心内膜垫方向生长，与心内膜垫之间留有室间孔。室间孔大部分由球嵴封闭，其余部分由心内膜垫的组织封闭，形成室间隔膜部。

5. 动脉干与心球的分隔　动脉干和心球的内膜组织局部增生，形成一对螺旋状走行的纵嵴，上段称动脉干嵴，下段称球嵴。它们在中线融合，形成主动脉肺动脉隔，分隔肺主动脉和升主动脉。主动脉和肺动脉起始处的内膜组织向腔内增生，各形成三个薄片状隆起，逐渐演变成半月瓣。

三、胎儿血液循环

（一）胎儿血液循环途径

胎盘→脐静脉→肝脏→静脉导管→下腔静脉→右心房→大部分经卵圆孔进入左心房→左心室→主动脉→大部进入头颈部（确保胎儿神经系统发育），小部分进入降主动脉→脐动脉→胎盘。

（二）胎儿血液循环特点

1. 由胎盘经脐静脉回流入胎儿心脏的血液含氧量高，营养物质丰富。

2. 动脉血与静脉血在几个部位发生不同程度的混合，但胎儿血循环基本上是分流的。

（三）胎儿血液循环结构特点

包括：①两条脐动脉和一条脐静脉；②沟通左右心房的是卵圆孔；③连接脐静脉和下腔静脉之间的是静脉导管；④连接主动脉和肺动脉干的是一条动脉导管。

（四）胎儿出生后血液循环变化

出生后胎盘循环中断、肺循环建立。发生的变化主要有以下几项。

1. 脐静脉闭锁→肝圆韧带。

2. 脐动脉闭锁→脐侧韧带、保留膀胱段成为膀胱上动脉。

3. 静脉导管闭锁→静脉韧带。

4. 动脉导管闭锁→动脉韧带。

5. 卵圆孔关闭　出生后约一年，卵圆孔完全封闭。

四、心脏畸形

（一）房间隔缺损

房间隔缺损（atrial septal defect）主要由卵圆孔未闭导致，有 4 种情况：①卵圆孔膜上出现许多穿孔；②第一房间隔过度吸收，卵圆孔瓣太小，不能完全遮盖卵圆孔；③第二房间隔发育异常，形成过大卵圆孔，不能完全被卵圆孔瓣遮盖；④卵圆孔过大，卵圆孔瓣太小。

（二）室间隔缺损

室间隔缺损（ventricular septal defect）常见为膜部缺损，主因是心内膜垫组织扩展时，不能与球嵴和肌部融合。

有室间隔膜部缺损和室间隔肌部缺损两种情况。动脉干与心球分隔异常有以下几种情况。

1. 主动脉或肺动脉狭窄　因动脉干与心球分隔不均等，导致一侧粗大、一侧狭窄。

2. 主动脉和肺动脉错位　因形成了平直的、而非螺旋状的主动脉肺动脉隔。

3. 法洛四联症（tetralogy of Fallot）　肺动脉狭窄、室间隔缺损、主动脉骑跨、右心室肥大。

（三）动脉导管未闭

出生后，动脉导管的平滑肌未收缩，肺动脉仍和主动脉保持相通状态。

第四节　复习思考题

一、概念

1. 网织红细胞

2. 造血干细胞

3. 造血祖细胞

4. 红骨髓

5. 血窦

二、思考题

1. 简述血-胸腺屏障的结构特点及其功能。

2. 说明淋巴细胞再循环的过程和意义。

3. 试述毛细血管的结构、分类及其分布情况。

4. 胎儿血液循环的特点及其出生后血液循环的变化。

（梁怡琳）

第十章 免疫系统

> ➤ 重点
>   ● 主要免疫细胞的分类与功能
>   ● 淋巴小结的结构与作用
>   ● 胸腺、淋巴结和脾的主要结构和功能
> ➤ 难点
>   ● 胸腺细胞的分化过程

第一节 概 述

一、免疫系统的组成

（一）免疫细胞
包括淋巴细胞、单核吞噬细胞、抗原呈递细胞、浆细胞、肥大细胞和粒细胞等。

（二）淋巴组织
包括弥散淋巴组织和淋巴小结，是淋巴器官的主要组成成分。

（三）淋巴器官
包括中枢淋巴器官（胸腺和骨髓）与外周淋巴器官（淋巴结、脾和扁桃体等）。

二、免疫系统的功能

（一）免疫防御
识别和清除外来抗原，包括病原生物、异体细胞和异体大分子。

（二）免疫监控
识别和清除体内产生变异表面抗原的细胞，包括肿瘤细胞和病毒感染细胞等。

（三）免疫稳定
识别和清除体内衰老细胞，稳定内环境。

三、免疫系统功能的分子基础

所有细胞表面：组织相容性复合体（major histocompatibility complex，MHC）分子的种属与个体特异性。

T淋巴细胞与B淋巴细胞表面：抗原受体的特异性。

第二节　主要的免疫细胞

一、淋巴细胞

1. T细胞（胸腺依赖性淋巴细胞）　可分为三个亚群。

（1）辅助性T细胞（Th细胞）：表达CD4分子，又可分为Th1和Th2细胞。Th1辅助细胞毒T细胞产生细胞免疫，Th2辅助B细胞分泌抗体，参与体液免疫。

（2）细胞毒性T细胞（Tc细胞）：表达CD8分子，可直接攻击带有特定抗原的细胞，如异体细胞、肿瘤细胞和病毒感染细胞，分泌穿孔素、颗粒酶，杀伤靶细胞。

（3）调节性T细胞（Tr细胞）：表达CD4、CD25分子，通过分泌抑制性细胞因子抑制细胞免疫和体液免疫，调节免疫应答的强度。

2. B细胞　即骨髓依赖性淋巴细胞，在受到抗原刺激时，在Th细胞和抗原呈递细胞辅助下分化为浆细胞，合成和分泌抗体，执行体液免疫功能。

3. NK细胞　即自然杀伤细胞，无需抗原呈递，可直接杀伤肿瘤细胞、病毒感染细胞和异体细胞。

二、单核-吞噬细胞系统

血液中的单核细胞及其进入结缔组织后分化为具有吞噬功能的细胞，包括疏松结缔组织和淋巴组织中的巨噬细胞、骨组织的破骨细胞、肝巨噬细胞（肝枯否细胞）、神经组织的小胶质细胞等。

三、抗原呈递细胞

主要包括树突状细胞（DC细胞）和巨噬细胞，可捕获和处理抗原，并将抗原呈递给T细胞，激发T细胞活化，增殖。

第三节　淋巴组织

淋巴组织是免疫应答发生的场所，以网状组织为支架，网孔内充满大量淋巴细胞、巨噬细胞及树突状细胞等免疫细胞。分为弥散淋巴组织和淋巴小结两种。

1. 弥散淋巴组织　大量淋巴细胞及其他免疫细胞弥散分布在网状组织内，无明确分界。

2. 淋巴小结　**淋巴小结**即淋巴滤泡，呈球形或椭圆形，边界清晰，主要含大量B细胞及一定量Th细胞、巨噬细胞及树突状细胞等。

淋巴小结的光镜结构：淋巴小结受抗原刺激后增大，含较多分裂细胞，称为生发中心。光镜下可分为暗区、明区和小结帽三部分（图10-1）。

（1）暗区：位于深部，聚集大量B细胞和Th细胞，细胞较大，嗜碱性强，HE染色较深。

（2）明区：位于浅部，除B细胞和Th细胞外，还聚集较多的滤泡树突状细胞和巨噬细胞，HE染色较浅。

（3）小结帽：位于生发中心周边，顶部最厚，有密集的小型 B 细胞环绕，染色较深，形似新月。

（4）**生发中心**的形成过程：识别抗原并与 Th 细胞接触后的初始或记忆 B 细胞迁移至初级淋巴小结，分裂增殖，形成生发中心母细胞，构成暗区。生发中心母细胞继续分裂增殖，形成体积较小的生发中心细胞，与滤泡树突状细胞构成明区。不分裂增殖的 B 细胞在外侧形成小结帽。

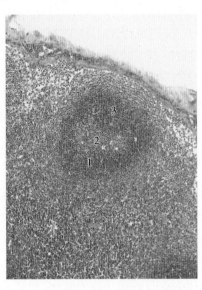

1- 暗区；2- 明区；3- 小结帽。

图 10-1 淋巴小结的光镜图（×200）

（绘图：深圳大学 2016 级临床医学专业 岳丽）

第四节 淋巴器官

淋巴器官是以淋巴组织为主构成的器官，分为：①中枢淋巴器官：包括骨髓与胸腺，是 B 细胞和 T 细胞发育成熟的场所。②周围淋巴器官：包括脾，扁桃体，淋巴结等，是接受抗原刺激，产生免疫应答的场所。

一、胸腺

（一）胸腺的组织结构

胸腺的组织结构见图 10-2，具体如下。

1. 被膜与小叶 胸腺表面覆以结缔组织被膜，并向内深入实质，将胸腺实质分成许多不完全分离的胸腺小叶。每个小叶周边深染，为皮质区，中间浅染并互相连续的为髓质区。

2. 皮质 位于被膜内侧和小叶周边。被膜下有起支架功能的胸腺上皮细胞，分泌胸腺素和胸腺生成素，为胸腺细胞发育所必需。皮质内可见密集分布的胸腺细胞，即不同分化发育阶段的 T 细胞，HE 染色较深。

3. 髓质 T 细胞数量较少，排列分散，较多髓质上皮细胞，少量巨噬细胞，HE 染色较浅，内有髓质特征性结构——胸腺小体。

4. 胸腺小体 是胸腺上皮细胞以同心圆排列形成的圆形或卵圆形小体，于髓质内散在分布，直径约 30～150μm。小体外层细胞可分裂，胞核清晰，近中心胞核不清晰，胞质角质化严重,呈强嗜酸性。

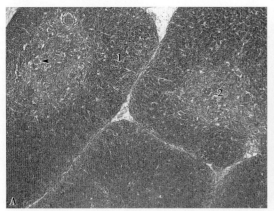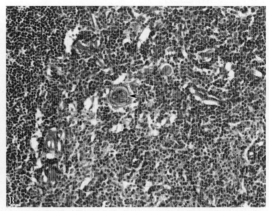

1- 皮质;2- 髓质;←- 胸腺小体。

图 10-2 胸腺的光镜图

（二）T 细胞在胸腺内的发育

胚肝或骨髓来源的 T 祖细胞进入胸腺后,由被膜向深层不断移行,在胸腺基质细胞(胸腺上皮细胞,树突状细胞及巨噬细胞等)构成的微环境诱导下,经历阳性选择(获得 MHC-Ⅰ类分子和 MHC-Ⅱ类分子限制性)和阴性选择(获得自身抗原耐受性),最终约 5% 胸腺细胞发育成熟,具有正常免疫功能,称初始 T 细胞;其余则发生细胞凋亡,由巨噬细胞清除。

（三）胸腺的功能

胸腺是 T 细胞发育成熟的场所。

（四）血 - 胸腺屏障

血 – 胸腺屏障是血液与胸腺皮质间的屏障结构,使血液中的大分子抗原物质不能进入胸腺皮质,以维持胸腺内环境稳定,保证胸腺细胞的正常发育。其结构基础包括:①连续性血管内皮;②内皮外连续基膜;③血管周间隙,含有巨噬细胞;④胸腺上皮细胞基膜;⑤连续的胸腺上皮细胞(图 10-3)。

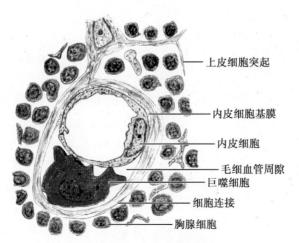

上皮细胞突起

内皮细胞基膜

内皮细胞

毛细血管周隙

巨噬细胞

细胞连接

胸腺细胞

图 10-3 血 - 胸腺屏障模式图

（绘图:深圳大学 2016 级临床医学专业 岳丽）

二、淋巴结

人体大约有 500～600 个淋巴结，呈椭圆形或蚕豆形，直径约 1～25mm，沿淋巴管分布。

（一）淋巴结的组织结构（图 10-4）

淋巴结的组织结构见图 10-4。

1. 被膜与小梁　淋巴结表面被覆以薄层致密结缔组织被膜，有 15～20 条输入淋巴管穿过被膜进入淋巴结实质。淋巴结凹陷一侧结缔组织丰富，有 2～3 条输出淋巴管及血管、神经出入，称淋巴结门。被膜与淋巴结门处的结缔组织伸入淋巴结实质，形成淋巴结粗支架，称小梁。小梁间为淋巴组织和淋巴窦。

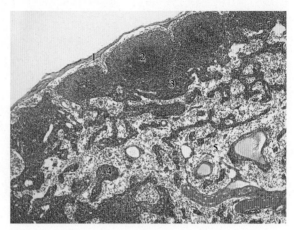

1- 被膜；2- 淋巴小结；3- 副皮质区；4- 髓索；5- 髓窦。

图 10-4　淋巴结局部光镜图（100×）

2. 皮质　位于被膜下方，由浅层皮质、副皮质区和皮质淋巴窦构成。

3. 浅层皮质　邻近被膜的弥散淋巴组织，主要含 B 细胞。

4. 副皮质区　位于皮质深层和皮髓交界处，为 T 淋巴细胞丰富的弥散结缔组织。此区有高内皮微静脉通过，是淋巴细胞再循环途径的重要部位。高内皮微静脉的结构特点为：内皮细胞呈立方形，核大，染色浅，核仁明显，常可见淋巴细胞穿越内皮。

5. 皮质淋巴窦　包括被膜下淋巴窦和小梁周窦。被膜下淋巴窦为被膜下扁囊，包绕整个淋巴结实质，与数条输入淋巴管相通。小梁周窦位于小梁周边，末端多为盲端，仅副皮质区的小梁周窦与髓质淋巴窦相通。皮质淋巴窦的结构特点：扁平连续的内皮细胞围成窦壁，内皮细胞外有薄层基质和网状纤维，最外有一层扁平网状细胞。窦腔为星状内皮细胞支撑，腔内或腔壁有巨噬细胞和少量淋巴细胞，淋巴在窦内缓慢流动（图 10-5）。

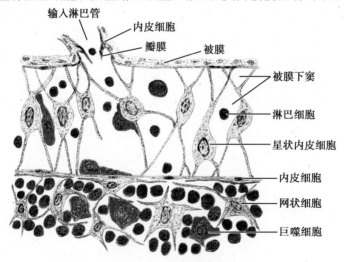

图 10-5　被膜下窦模式图

（绘图：深圳大学 2016 级临床医学专业　岳丽）

6. **髓质** 位于淋巴结中央,由髓索和髓窦组成。

(1)髓索:呈索条状分布并相互连接而成的淋巴组织,也可见毛细血管后微静脉,主要含 B 细胞,浆细胞和巨噬细胞,可见少量嗜酸性粒细胞和肥大细胞。

(2)髓窦:与皮质淋巴窦结构相似,窦腔较宽,含较多巨噬细胞,具较强过滤功能(图10-5)。

(二)淋巴结内的淋巴通路

淋巴液由输入淋巴管进入被膜下窦,经皮质淋巴组织渗入髓窦,或经小梁周窦流入髓窦,最终汇入输出淋巴管。淋巴流经一个淋巴结时,细菌等抗原物质得到清除,而输出的淋巴则有较多的淋巴细胞和抗体补充。

(三)淋巴结的功能

1. **滤过淋巴** 细菌、病毒等抗原物质随淋巴液流经淋巴结,可被巨噬细胞及时清除,起到保护、防御作用。

2. **进行免疫应答的场所** 抗原物质进入淋巴结后,巨噬细胞等抗原呈递细胞可捕获,处理并呈递抗原给 T 细胞和 B 细胞,引起体液免疫和细胞免疫。

三、脾

脾是人体最大的淋巴器官和胚胎期的造血器官,成人的脾重约180~250克。

(一)脾的组织结构

1. **被膜与小梁** 脾的表面覆以致密的结缔组织被膜,内含弹性纤维和平滑肌纤维。脾的一侧凹陷,有血管、神经及淋巴管出入,称脾门。脾门和被膜的结缔组织深入脾实质相互连接,形成粗支架,称脾小梁。脾动脉由脾门进入后分支随脾小梁走行,称小梁动脉。其分支离开小梁,称中央动脉。

2. **实质** 新鲜的脾切面大部分组织呈深红色,称红髓;其间散在分布大小不等的灰白色小点,称白髓。红髓与白髓共同构成脾实质(图10-6)。

(1)**白髓**:由淋巴组织构成,又分为**动脉周围淋巴鞘**、淋巴小结和边缘区。动脉周围淋巴鞘为中央动脉周围的淋巴组织,主要含大量 T 细胞,少量巨噬细胞和交错突细胞,相当于淋巴结副皮质区,但无毛细血管后微静脉。脾内的淋巴小结大部分位于嵌入动脉周围淋巴鞘一侧,结构同淋巴结内的淋巴小结。脾内的淋

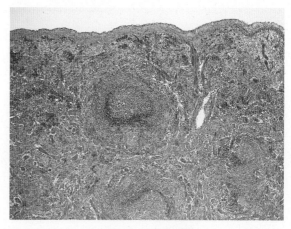

图 10-6 脾光镜图

巴小结主要由 B 细胞构成,同时含有少量巨噬细胞,受抗原刺激后形成生发中心,可见明区、暗区及朝向红髓的小结帽。在白髓向红髓移行的区域,宽约 100μm,含有较多的巨噬细胞以及 T 细胞、B 细胞,具较强的吞噬过滤功能,称边缘区。中央动脉侧支末端在此处膨大形成边缘窦,是淋巴细胞与血液内抗原进入白髓的通道。

(2)**红髓**:是位于被膜下,白髓和边缘区外侧的广大区域,约占脾实质的三分之二,又分为脾索和脾血窦。脾索为条索状淋巴组织,相互连接成网状,网孔中含有各种血细胞、B

细胞、浆细胞、巨噬细胞及树突状细胞。中央动脉主干分支在进入脾索后分支形成笔毛微动脉，多直接开口于脾索，使脾索内充满血液。脾血窦形态不规则，连成网状，腔内充满血液。纵切面上，血窦壁由长杆状内皮细胞沿长轴排列而成，细胞间裂隙较宽，外有不完整基膜和网状纤维。横切面上，内皮细胞呈圆形或椭圆形，细胞核朝向管腔。窦壁外侧常有巨噬细胞附着。

（二）脾的功能

1. 滤过血液　脾内含大量巨噬细胞。血液中的病菌，异物等抗原及衰老的血细胞，血小板等可在脾索中被巨噬细胞清除。

2. 免疫应答　脾内含有大量的淋巴细胞，是对血源性抗原物质产生细胞免疫和体液免疫的场所。

3. 造血　胚胎期脾有造血功能。成年后仅存少量造血干细胞，但当大量失血时，造血功能可恢复。

四、扁桃体

扁桃体是位于舌根与咽部周围上皮下的实质性周围淋巴器官，包括腭扁桃体、咽扁桃体与舌扁桃体，其中腭扁桃体最大，呈卵圆形。

扁桃体的组织结构：表面为复层扁平上皮，上皮向下凹陷形成数十个隐窝。上皮下及隐窝周围分布大量淋巴小结及弥散淋巴组织。上皮细胞间常有淋巴细胞侵入形成淋巴上皮组织。

第五节　复习思考题

一、概念

1. 抗原呈递细胞
2. 淋巴小结
3. 血 - 胸腺屏障
4. 动脉周围淋巴鞘

二、思考题

1. 试述淋巴结内的淋巴通路的途径和意义？
2. 试述脾的结构和功能？

（李春满）

第十一章 皮肤及发生

> **重点**
>   - 皮肤的一般结构
>   - 表皮的分层和角化过程
>   - 黑素细胞和朗格汉斯细胞
>   - 毛、皮脂腺、汗腺的基本结构
> **难点**
>   - 皮肤的再生及机制

皮肤的结构：由表皮和真皮构成，包括毛发、汗腺、皮脂腺、指甲等附属器。

皮肤的功能：阻挡外界异物和病原体入侵，防止体液丢失，感受外界刺激，调节体温。

第一节 表 皮

表皮（epidermis）是皮肤的浅层，由角化的复层扁平上皮构成。人体各部位的表皮厚薄不等，一般厚 0.07～0.12mm；手掌和足跖最厚，约 0.8～1.5mm。表皮由两类细胞组成：①**角质形成细胞**（keratinocyte），占表皮细胞的绝大多数，它们在分化中合成大量角蛋白，细胞角化并脱落；②非角质形成细胞，数量少，分散存于角质形成细胞之间，包括黑（色）素细胞、朗格汉斯细胞和梅克尔细胞。

一、角质形成细胞

表皮分为 5 层：基底层、棘层、颗粒层、透明层、角质层。表皮各部薄厚不一致，薄者为 4 层。

（一）基底层

基底层（stratum basale）附着于基膜上，为一层矮柱状或立方形细胞（图 11-1），称基底细胞（basal cell）。胞质嗜碱性（含丰富游离核糖体）；有角蛋白丝（又称张力丝）。基底细胞是表皮的干细胞，与相邻细胞间以桥粒相连接，与基膜以半桥粒连接，有活跃的增殖能力，分化为其余各层细胞。在皮肤创伤愈合中具有再生修复作用。

（二）棘层

棘层（stratum spinosum）在基底层上方，有 4～10 层棘细胞构成，细胞为多边形、有棘状突起。相邻细胞的突起嵌合，以大量桥粒相连。胞质弱嗜碱性，合成角蛋白（形成大量

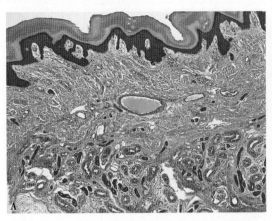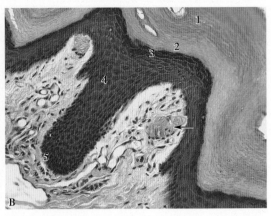

1- 角质层；2- 透明层；3- 颗粒层；4- 棘层；5- 基底层；←- 触觉小体。

图 11-1　皮肤光镜图

A. 低倍；B. 高倍。

角蛋白丝）与外皮蛋白（增厚胞膜）。胞质含板层颗粒，分泌后于细胞间隙形成含脂质的膜状物。

（三）颗粒层

颗粒层（stratum granulosum）由 3～5 层梭形细胞构成。细胞核与细胞器已退化。胞质内板层颗粒增多。含许多透明角质颗粒（强嗜碱性；含富有组氨酸的蛋白质）。

（四）透明层

透明层（stratum lucidum）为 2～3 层扁平细胞。细胞界限不清。呈强嗜酸性。细胞核与细胞器消失。

（五）角质层

角质层（stratum corneum）为多层扁平的角质细胞。细胞呈嗜酸性的均质状，内充满密集、粗大的角蛋白丝和均质状物质（含透明角质颗粒）。细胞膜内面含一层外皮蛋白。细胞间隙充满由脂质构成的膜状物。浅表层细胞连接松散，脱落形成皮屑。

1. 表皮角化过程　复层扁平上皮细胞随着角蛋白的逐步合成，细胞渐向表面移动，最终角化死亡并脱落成皮屑，更新周期为 3～4 周。

2. 表皮的功能　表皮是皮肤的重要保护层。角质层细胞干硬，胞质内充满角蛋白，细胞膜增厚，因此角质层的保护作用尤其明显。棘层到角质层的细胞间隙内的脂类构成阻止物质出入的屏障。因此表皮对多种物理和化学性刺激有很强的耐受力，能阻挡异物和病原侵入，并能防止组织液丧失。

二、非角质形成细胞

（一）黑素细胞

黑素细胞（melanocyte）是生成黑色素的细胞，由胚胎早期的神经嵴发生，然后迁移到皮肤中。胞体散在于基底细胞间，突起伸入基底细胞和棘细胞间。光镜下胞体圆，核深染，胞质透明。电镜下胞质富含粗面内质网、高尔基复合体，有特征性的黑素体，合成黑色素后，转变为黑素颗粒；黑素颗粒转移至角质形成细胞内（图 11-2）。

功能：黑色素吸收紫外线，保护皮肤；黑色素是决定皮肤颜色的重要物质。

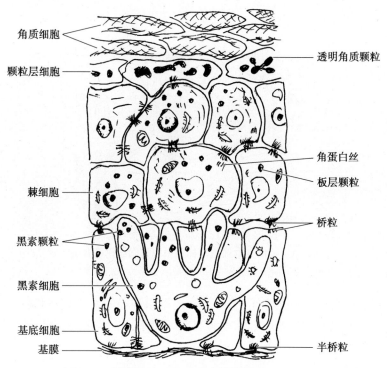

角质细胞

透明角质颗粒

颗粒层细胞

角蛋白丝

板层颗粒

棘细胞

桥粒

黑素颗粒

黑素细胞

基底细胞

基膜

半桥粒

图 11-2　黑素细胞和角质形成细胞超微结构模式图

（绘图：深圳大学 2017 级临床医学专业　王玺）

（二）朗格汉斯细胞

朗格汉斯细胞（Langerhans cell）由胚胎期的骨髓发生，以后迁移到皮肤内。散在于棘细胞浅层。圆形，核深染，胞质清亮；胞质内含伯贝克颗粒（图 11-3）。

功能：为抗原提呈细胞，在对抗侵入皮肤的病原生物、监视癌变细胞和排斥移植的异体组织中起重要作用。

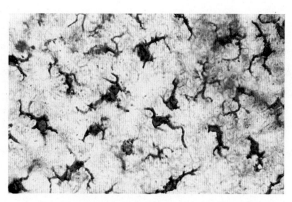

图 11-3　朗格汉斯细胞光镜图（ATP 酶组化染色）

（三）梅克尔细胞

梅克尔细胞（Merkel cell）位于基底层，呈扁平形，有指状突起伸入角质形成细胞之间。于 HE 染色切片不易辨认。基底部胞质含致密核心小泡，基底面与感觉神经末梢形成突触样结构，可能是接受机械刺激的感觉细胞（图 11-4）。

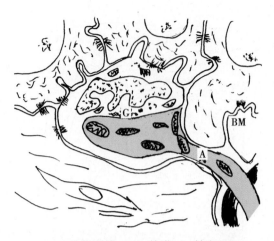

G- 分泌颗粒；BM- 基膜；A- 轴突。

图 11-4 梅克尔细胞与神经末梢超微结构模式图

（绘图：深圳大学 2017 级临床医学专业 王玺）

梅克尔细胞是起源于胚胎期的原始表皮，还是由神经嵴发生后迁移到表皮，仍有不同的见解。近年的一些研究倾向于认为，梅克尔细胞是在人胚胎第 8～12 周时由原始的表皮细胞发生的。

第二节 真 皮

真皮（dermis）位于表皮下面，由结缔组织组成。

真皮深部与皮下组织接连，但两者之间没有清楚的界限（图 11-1）。身体各部位真皮的厚薄不等，一般厚约 1～2mm。真皮又分为乳头层和网织层两层。

一、乳头层

乳头层（papillary layer）位于真皮浅部，由真皮层的结缔组织向表皮底部突出，形成许多嵴状或乳状的凸起，又称真皮乳头（dermal papilla），扩大了表皮与真皮的连接面，使二者牢固连接，有利于表皮从真皮获得营养。乳头层内有丰富的毛细血管和游离神经末梢；在手指掌侧的真皮乳头内含较多触觉小体。

二、网织层

网织层（reticular layer）为较厚的致密结缔组织，由粗大胶原纤维交织成网，有弹性纤维。含血管、淋巴管、神经；深层有环层小体。

第三节 皮下组织

皮下组织（hypodermis）即解剖学中所称的浅筋膜，由疏松结缔组织和脂肪组织组成（图 11-1）。其上接真皮，下与筋膜、肌肉腱膜或骨膜相连。皮下组织具有缓冲、保温、能量贮存等作用。皮下组织的厚度因个体、年龄、性别和部位而有较大的差别。

第四节　皮肤的附属器

一、毛

（一）毛的结构

毛（hair）的结构见图 11-5、图 11-6。

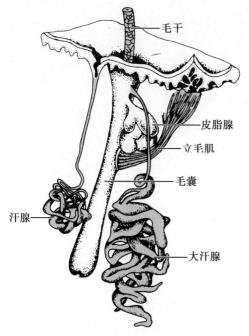

毛干

皮脂腺

立毛肌

毛囊

汗腺

大汗腺

图 11-5　皮肤附属器示意图

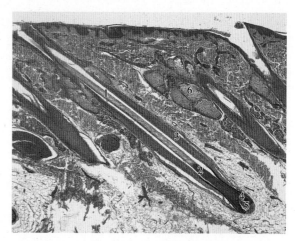

1- 毛干；2- 毛根；3- 毛囊；4- 毛球；5- 毛乳头；6- 皮脂腺。

图 11-6　头皮光镜图

1. 毛干（hair shaft）　伸出皮肤外部分。

2. 毛根（hair root）　皮肤内的部分。毛干和毛根为角化的上皮，细胞内充满角蛋白并含黑素颗粒。

3. 毛囊（hair follicle）　内层为上皮性鞘，与表皮相连；外层为结缔组织性鞘，由致密结缔组织构成。

4. 毛球（hair bulb）　毛根和毛囊下端合为一体、膨大形成；是毛和毛囊的生长点，内有毛母质细胞（干细胞）和黑素细胞。

5. 毛乳头（hair papilla）　结缔组织在毛球底面突入形成，富含毛细血管；对毛生长起营养作用。

6. 立毛肌（arrector pilli muscle）　与皮肤表面成钝角的一束平滑肌，连接毛囊和真皮，受交感神经支配，收缩使毛发竖立。

7. 毛母质细胞　毛球的上皮细胞为幼稚细胞，称毛母质，是毛和毛囊的生点。这些细胞分裂活跃，能增殖和分化为毛根和上皮根鞘的细胞。

（二）毛的生长和更新

生长期的毛囊长，毛球和毛乳头也大。此时毛母质细胞分裂活跃，使毛生长。

生长期转入退化期，即是换毛的开始。此时毛囊变短，毛球缩小，毛乳头聚成一个小团，连在毛球底端，毛母质细胞停止分裂并发生角化，毛与毛球和毛囊连接不牢，故毛易脱落。

在下一个生长周期开始时，在毛囊底端形成新的毛球和毛乳头，开始生长新毛。新毛长入原有的毛囊内，将旧毛推出，新毛伸到皮肤外。

二、皮脂腺

皮脂腺（sebaceous gland）指位于毛囊和立毛肌之间的泡状腺（图 11-7）。

分泌部：囊状腺泡，周边细胞小，为干细胞；中心细胞大，核固缩，充满脂滴；近导管处腺细胞解体排出。

导管部：短，通入毛囊。

功能：分泌皮脂，润滑皮肤，性激素促进皮脂生成。

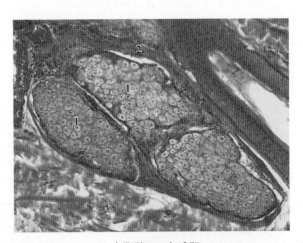

1- 皮脂腺；2- 立毛肌。

图 11-7　皮脂腺光镜图（×20）

三、外泌汗腺

外泌汗腺（eccrine sweat gland）又名局泌汗腺，即通常所称的汗腺（sweat gland），为单曲管状腺（图 11-8）。

1．分泌部　盘曲成团位于真皮深层和皮下组织；腺细胞为一层锥形细胞，淡染；基底部有肌上皮细胞。其收缩有助排出分泌物。

2．导管部　两层立方细胞构成，细胞较小，弱嗜碱性。导管由真皮穿过表皮，开口皮肤于表面的汗孔。

3．作用　分泌汗液，是机体散热的主要方式，有调节体温，湿润皮肤，排泄废物等作用。

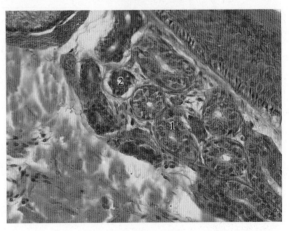

1- 分泌部；2- 导管。

图 11-8　汗腺光镜图（×40）

四、顶泌汗腺

顶泌汗腺（apocrine sweat gland）是大汗腺，主要分布在腋窝、乳晕和阴部等处。分泌部较粗，管腔大，盘曲成团，腺细胞胞质嗜酸性。导管开口于毛囊上端。主要分泌黏稠的乳状液。

五、指（趾）甲

指（趾）甲（nail）包括：①甲体（nail body）：多层连接牢固的角质细胞；②甲床（nail bed）：

为复层扁平上皮和真皮；③甲襞（nail fold）：为皮肤皱褶；④甲沟（nail groove）；⑤甲根（nail root）；⑥甲母质（nail matrix）：为甲体的生长区。（图11-9）

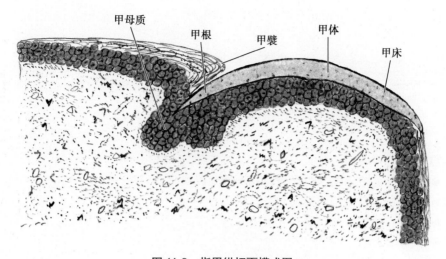

图 11-9 指甲纵切面模式图

（绘图：深圳大学2016级临床医学专业 岳丽）

第五节 皮肤的再生

小而浅的损伤经表皮细胞的迁移和增殖，数天就能愈合，也不形成瘢痕。先是凝血和止血，中性粒细胞进入局部清除细菌，随后出现巨噬细胞清除损坏的组织，并肉芽组织生成。表皮细胞增殖并迁移到创面，汗腺和毛囊的上皮也能增殖，形成覆盖伤面的上皮小岛，参与表皮再生。最后创面全由新生的表皮覆盖，并渐形成正常的表皮。肉芽组织也渐由纤维致密的结缔组织替代。

肉芽组织是细嫩的结缔组织，其中有较多的成纤维细胞和巨噬细胞，纤维少，毛细血管丰富。

如创伤面积大，常需在创面移植皮肤，以协助修复。

第六节 复习思考题

一、概念

1. 角质形成细胞

2. 黑素细胞

3. 朗格汉斯细胞

4. 真皮乳头

二、思考题

1. 试述表皮的分层结构与各层特点？

2. 试述毛的结构？

（朱艳霞）

第十二章　内分泌系统

> 重点
> ● 甲状腺滤泡上皮细胞光镜结构及功能性变化
> ● 肾上腺皮质结构特点及功能
> ● 腺垂体远侧部结构特点及激素分泌
> 难点
> ● 甲状腺激素的合成和分泌

内分泌系统（endocrine system）是机体的调节系统，与神经系统相辅相成，共同维持内环境的稳定，调节机体的生长发育和物质代谢，控制生殖，影响免疫功能和行为。由内分泌腺和内分泌细胞组成。内分泌腺：甲状腺、甲状旁腺、肾上腺、垂体、松果体。内分泌细胞：散在分布于其他器官中。

（1）内分泌腺结构特点：腺细胞排列成索状、团状或围成滤泡状，无导管，毛细血管丰富。

（2）**激素**（hormone）：内分泌细胞的分泌物。**靶器官**（target organ）：每种激素作用的特定器官或特定细胞，称为这种激素的靶器官或靶细胞。**旁分泌**（paracrine）：内分泌细胞分泌的激素可直接作用于邻近的细胞，称旁分泌。含氮激素：机体内绝大多数内分泌细胞为含氮激素分泌细胞。类固醇激素分泌细胞：仅包括肾上腺皮质和性腺的内分泌细胞。

第一节　甲　状　腺

一、一般结构

分为左右两叶，中间以峡部相连。表面包有薄层结缔组织被膜。腺实质由大量甲状腺滤泡和滤泡旁细胞组成，滤泡间有少量结缔组织和丰富的有孔毛细血管（图 12-1）。

二、甲状腺滤泡

（一）甲状腺滤泡的形态结构

甲状腺滤泡（thyroid follicle）大小不等，呈圆形或不规则形，由单层立方**滤泡上皮细胞**（follicular epithelial cell）围成，滤泡腔内充满透明的角质（colloid），即碘化的甲状腺球蛋白。功能活跃时，滤泡上皮细胞增高呈低柱状，腔内胶质减少；反之，细胞变矮呈扁平状，腔内胶质增多（图 12-1）。

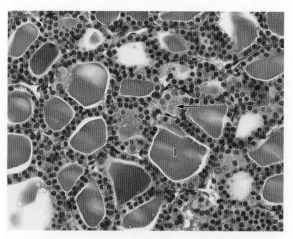

1- 胶质；2- 滤泡上皮细胞；←- 滤泡旁细胞。

图 12-1　甲状腺光镜图

（二）甲状腺素的合成和分泌

滤泡上皮细胞合成和分泌**甲状腺素**（thyroxine）。

滤泡上皮细胞合成甲状腺球蛋白；排放到滤泡腔内贮存；滤泡上皮细胞摄取碘离子，活化后进入滤泡腔与甲状腺球蛋白形成碘化甲状腺球蛋白；滤泡上皮细胞在促甲状腺激素作用下，重新胞吞滤泡腔内碘化的甲状腺球蛋白并水解，形成大量甲状腺素（T_4）和少量三碘甲腺原氨酸（T_3），即甲状腺素释放入血。

（三）甲状腺素的作用

甲状腺素能促进机体新陈代谢，提高神经兴奋性，促进生长发育。

（四）滤泡旁细胞

滤泡旁细胞（parafollicular cell）位于甲状腺滤泡之间和滤泡上皮细胞之间，较大，胞质较浅（图 12-2）。分泌颗粒内含降钙素（calcitonin），能促进成骨细胞骨盐沉着；抑制胃肠道和肾小管吸收钙离子，降低血钙浓度。

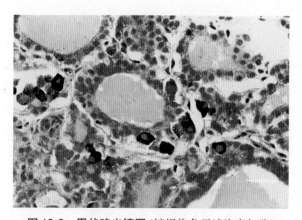

图 12-2　甲状腺光镜图（镀银染色示滤泡旁细胞）

第二节 甲状旁腺

位于甲状腺左右叶背面，有上下两对，呈扁椭圆形。镜下腺细胞呈索团状，分为主细胞和嗜酸性细胞两种（图 12-3）。

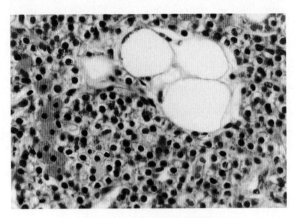

图 12-3 甲状旁腺光镜图

一、主细胞

主细胞（chief cell）呈多边形，核圆居中，胞质着色浅。主细胞分泌甲状旁腺激素（parathyroid hormone），作用于骨细胞和破骨细胞，促进骨盐溶解；促进肠和肾小管吸收钙，升高血钙。

二、嗜酸性细胞

嗜酸性细胞（oxyphil cell）于青春期前后出现，细胞单个或成群存在，比主细胞稍大，核小染色深，胞质强嗜酸性。细胞功能不明。

第三节 肾上腺

一、一般结构

肾上腺表面包以结缔组织被膜。腺实质由周边皮质（80%）和中央髓质（20%）两部分构成。

二、皮质

皮质由皮质细胞、血窦和少量结缔组织组成。根据细胞的形态和排列特征，将皮质分为球状带、束状带和网状带（图 12-4，图 12-5）。

1. **球状带**（zona glomerulosa） 位于被膜下方，较薄。细胞聚集成团，细胞较小呈锥形。球状带细胞主要分泌盐皮质激素醛固酮，促进肾保钠排钾，维持血容量正常水平。

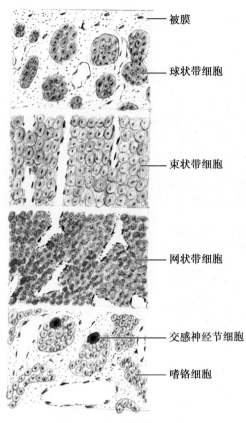

被膜

球状带细胞

束状带细胞

网状带细胞

交感神经节细胞

嗜铬细胞

图 12-4 肾上腺结构示意图

（绘图：深圳大学 2016 级临床医学专业 岳丽）

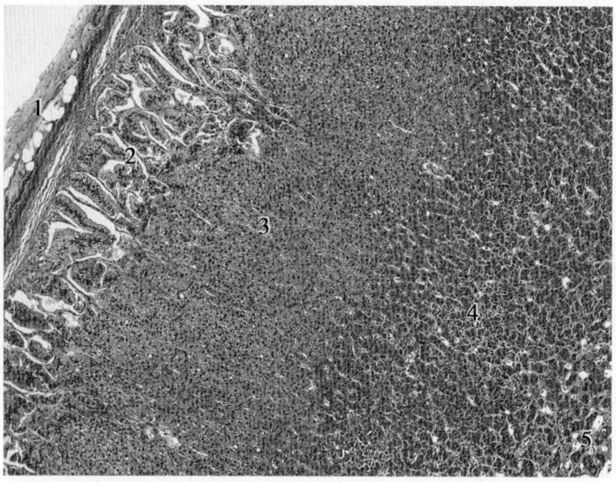

1- 被膜；2- 球状带；3- 束状带；4- 网状带；5- 髓质。

图 12-5 肾上腺皮质光镜图（×100）

2.**束状带**（zona fasciculata） 是皮质中最厚的部分。细胞大呈多边形，排列成单行或双行细胞索。束状带细胞主要分泌糖皮质激素皮质醇，促进蛋白质和脂肪转变为糖，抑制免疫应答，对抗炎症。

3.**网状带**（zona reticularis） 位于皮质最内层，较薄。细胞索吻合成网。细胞较小，嗜酸性。网状带细胞主要分泌雄激素，也分泌少量雌激素和糖皮质激素。

三、髓质

髓质由排列成索或团的髓质细胞组成，其间为血窦和少量结缔组织，中央有中央静脉（图 12-6）。髓质细胞呈多边形，胞质内含嗜铬颗粒，分为肾上腺素细胞和去甲肾上腺素细胞，分别分泌两种激素。肾上腺素使心率加快，心脏和骨骼肌的血管扩张；去甲肾上腺素使血压增高，心脏、脑和骨骼肌内的血流加速。

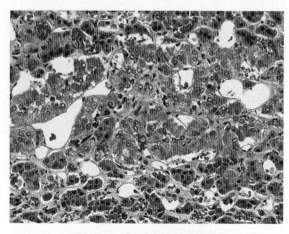

图 12-6 肾上腺髓质光镜图

第四节 垂 体

垂体位于颅骨蝶鞍垂体窝内，为一椭圆形小体，表面包有结缔组织被膜。垂体由腺垂体和神经垂体两部分组成，神经垂体分为神经部和漏斗两部分。腺垂体分为远侧部、中间部和结节部三部分（图12-7）。在位置上，腺垂体居前，又称垂体前叶，神经垂体居后，又称垂体后叶。

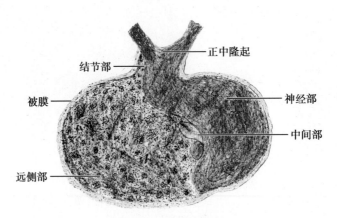

图 12-7 垂体模式图

（绘图：深圳大学2016级临床医学专业 岳丽）

一、腺垂体

腺垂体的结构见图12-8。

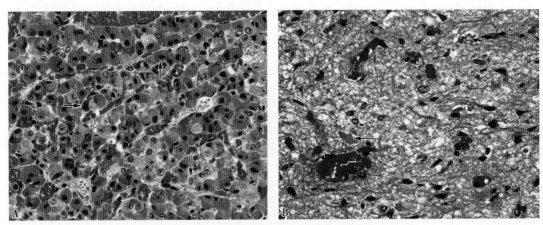

→- 嗜碱性细胞；↑- 嗜酸性细胞；↓- 嫌色细胞；←- 赫林体。

图 12-8 垂体光镜图

A. 远侧部；B. 神经部。

（一）远侧部

远侧部（pars distalis）腺细胞排列成团，其间有丰富的窦状毛细血管和少量结缔组织。

HE 染色切片中，根据腺细胞着色的不同，将其分为嗜酸性细胞、嗜碱性细胞和嫌色细胞。

1. **嗜酸性细胞**（acidophil cell）　数量较多，圆形或椭圆形，胞质嗜酸性。分为生长激素细胞和催乳激素细胞。前者分泌生长激素促进肌肉、内脏生长及多种代谢过程，刺激骺软骨生长；后者分泌催乳激素能促进乳腺发育和乳汁分泌，女性分娩前期和哺乳期功能旺盛。

2. **嗜碱性细胞**（basophil cell）　数量较嗜酸性细胞少，椭圆形或多边形，胞质嗜碱性。分为促甲状腺激素细胞、促肾上腺皮质激素细胞和促性腺激素细胞。促甲状腺激素细胞分泌促甲状腺激素，能促进甲状腺素的形成和释放；促肾上腺皮质激素细胞分泌促肾上腺皮质激素，促进肾上腺皮质分泌糖皮质激素；促性腺激素细胞分泌卵泡刺激素，可以促进卵泡发育（女性）或促进精子发生（男性），分泌黄体生成素促进排卵和黄体生成（女性）或刺激睾丸分泌雄激素（男性）。

3. **嫌色细胞**（chromophobe cell）　数量多，体积小，着色浅。嫌色细胞可能是脱颗粒的嗜酸、嗜碱性细胞，或是处于嗜酸、碱性细胞形成的初期阶段。

（二）中间部

中间部（pars intermedia）为一纵行狭窄区域，由滤泡及其周围的嗜碱性细胞构成。滤泡由单层立方或柱状上皮细胞围成，大小不等内含胶质，功能不明。嗜碱性细胞分泌黑素细胞刺激素，促进黑色素的合成和扩散。

（三）结节部

结节部（pars tuberalis）包围着神经垂体的漏斗，富含毛细血管，腺细胞呈条索状排列于血管之间，主要为嫌色细胞。

二、神经垂体

神经垂体组成见图 12-8。

（一）组成

1. **无髓神经纤维**　由下丘脑视上核、室旁核神经内分泌细胞的轴突形成的下丘脑神经垂体束组成。

2. **神经胶质细胞**　又称**垂体细胞**（pituicyte），支持和营养神经纤维。

（二）激素分泌

下丘脑视上核和室旁核神经内分泌细胞合成抗利尿激素和催产素。分泌颗粒沿轴突运输到神经部贮存释放，使轴突呈串珠状膨大，称赫林体（Herring body）。抗利尿激素主要促进肾远曲小管和集合管重吸收水，使尿液浓缩。催产素可引起子宫平滑肌收缩，有助于孕妇分娩，还可促进乳腺分泌。

第五节　松　果　体

松果体呈扁圆锥形，表面包以软膜，软膜结缔组织伴随血管和无髓神经纤维伸入腺实质，将实质分为许多小叶。小叶主要由松果体细胞、神经胶质细胞和无髓神经纤维组成。

松果体细胞（pinealocyte）：胞体呈圆形或不规则形，核大，胞质少，弱嗜碱性。松果体细胞分泌褪黑素，参与调节机体的昼夜生物节律、睡眠、情绪、性成熟等生理活动。

第六节 甲状腺、肾上腺和垂体的发生

一、甲状腺的发生

胚胎发育第 4 周初，在第 1 对咽囊平面，内胚层细胞增生向内下陷形成甲状腺原基，即甲状舌管（thyroglossal duct）。随后，甲状腺原基沿颈部正中向尾端方向生长，末端向两侧膨大形成甲状腺侧叶。胚胎发育第 7 周，甲状舌管上段退化消失。第 11 周时，甲状腺滤泡出现，不久开始分泌甲状腺素。胚胎时期甲状腺素的分泌对促进胎儿骨骼和中枢神经系统的发育有重要意义。

二、肾上腺的发生

肾上腺由肾上腺皮质和肾上腺髓质组成。肾上腺皮质来源于胚胎发育第 4 周末的背肠系膜和中肾头端附近的体腔上皮细胞；随后皮质逐渐分化，形成束状带、球状带和网状带。肾上腺髓质来源于神经嵴。胚胎发育第 6 周，交感神经节、腹腔神经丛部分神经嵴细胞逐渐迁移到肾上腺皮质，并聚集成团，以内陷方式进入肾上腺中央，分化为髓质细胞。

三、垂体的发生

垂体由神经垂体和腺垂体构成。神经垂体来源于脑泡的神经外胚层，腺垂体来源于口凹处表面外胚层。胚胎发育第 4 周，口凹处表面外胚层向背侧深部凹陷，形成拉特克囊（Rathke pouch）。随后，间脑底部神经外胚层向腹侧朝拉特克囊方向形成一突起，即神经垂体芽。拉特克囊和神经垂体芽逐渐增大并相互接近。胚胎发育第 8 周末，拉特克囊根部退化消失，并与神经垂体芽相贴。神经垂体芽远端膨大形成神经垂体，其起始部变细形成漏斗柄。拉特克囊前壁增厚形成垂体远侧部。远侧部向上长出一结节状突起包绕漏斗柄形成结节部。囊的后壁生长缓慢形成中间部。随着发育，拉特克囊的囊腔逐渐消失，腺垂体中分化出多种腺细胞。神经垂体由神经纤维和神经胶质细胞构成。

第七节 复习思考题

一、概念
1. 内分泌
2. 滤泡旁细胞
3. 嗜铬细胞

二、思考题
1. 简述肾上腺的结构与功能。
2. 简述下丘脑与腺垂体的关系。

（冯先玲）

第十三章 消 化 管

> 重点
>   ● 食管的结构特点
>   ● 胃的分层结构特点,胃底腺的细胞构成和功能
>   ● 小肠的分层结构特点,小肠腺、绒毛的结构与功能
>   ● 大肠黏膜的结构特点
>   ● 阑尾的结构特点
>   ● 胃肠的淋巴组织及其免疫功能
> 难点
>   ● 胃黏膜的自我保护机制

第一节 消化管壁的一般结构

消化管(digestive tract)除口腔和咽外,从食管至大肠的管壁结构类似,各段的管壁一般自内向外分为黏膜、黏膜下层、肌层和外膜四层。

一、黏膜

黏膜(mucosa)是消化管最内层,是消化管各段结构差异最大、功能最重要的一层,由上皮、固有层和黏膜肌层3部分组成(图13-1)。

1. 上皮(epithelium) 在消化管的两端(口、咽、食管和肛门),为复层扁平上皮,以保护功能为主;其余为单层柱状上皮(胃、肠),以消化吸收功能为主。

2. 固有层(lamina propria) 由致密结缔组织组成,与黏膜下层相比,固有层非常薄,其内富含血管、淋巴管。胃肠的固有层含大量的腺体和淋巴组织。

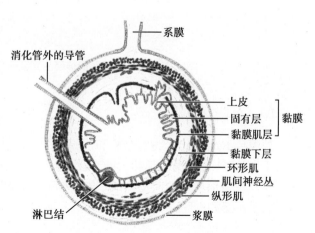

图 13-1 消化管一般结构模式图

(绘图: 深圳大学 2016 级临床医学专业 岳丽)

3. 黏膜肌层（muscularis mucosa） 为薄层平滑肌，其收缩可促进黏膜局部活动，增强黏膜与腔内实物的接触，促进固有层内的腺体分泌物的排出和血液运行，有利于食物消化和吸收。

二、黏膜下层

黏膜下层（submucosa）：为连接黏膜与肌层的结缔组织。黏膜下层的结缔组织中含有较大的血管、淋巴管还有黏膜下神经丛（submucosal nervous plexus），后者由副交感神经元和无髓神经纤维组成，可调节黏膜肌层的收缩和黏膜腺的分泌。在食管及十二指肠的黏膜下层内分别含有食管腺和十二指肠腺。另外，在食管和十二指肠、胃及小肠等部位可见黏膜与黏膜下层共同向管腔内突起的黏膜皱襞（plica）。

三、肌层

肌层（muscularis）：除消化管两端（口腔、咽、食管上端和肛管）的肌层为骨骼肌外，其余大部分均为平滑肌。肌层一般为内环行、外纵行两层，胃的肌层较厚，分内斜、中环、外纵三层。在肌层中存在少量结缔组织，其中含有肌间神经丛（plexus myentericus）、间质卡哈尔细胞（interstitial Cajal cell），可产生电信号，通过缝隙连接传递给平滑肌细胞，引起肌层的节律性收缩（图 13-2）。

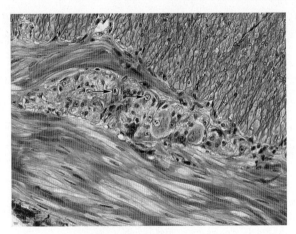

图 13-2 小肠肌间神经丛光镜图（箭头示神经元胞体）

四、外膜

外膜（adventitia）分为纤维膜和浆膜两种。纤维膜（fibrosa）由薄层结缔组织组成，主要分布于食管、十二指肠大部和大肠末段，与周围组织连接并得以固定。浆膜（serosa）由薄层结缔组织及表面覆盖的间皮构成，表面光滑，可减少器官运动的摩擦，主要分布于胃，大部分分布于小肠和大肠。

第二节 口 腔

口腔（oral cavity）是消化管的入口，内表面为黏膜，由上皮和固有层组成，无黏膜肌层。

上皮为复层扁平上皮，仅在硬腭部出现角化；口底部上皮薄，有利于某些药物的通透和吸收。固有层由细密的结缔组织组成，内含黏液性和浆液性的小唾液腺。固有层可以向上皮形成乳头，其内含丰富毛细血管，乳头和上皮内还有许多感觉神经末梢。

一、舌

舌为肌性器官，由表面黏膜和深部舌肌组成。舌肌由纵行、横行及垂直走行的骨骼肌纤维束交织形成，使舌可以向不同方向运动。舌根部黏膜内含有许多淋巴小结，构成舌扁桃体。舌腹面黏膜比较薄，表面光滑，舌背黏膜较厚，表面粗糙。上皮和固有层向表面突起形成多乳头状隆起称为舌乳头（lingual papillae），依其形态结构可分为丝状乳头、菌状乳头、轮廓乳头和叶状乳头（图 13-3，图 13-4）。

1. 丝状乳头（filiformes papillae）　数量较多，分布于舌背和舌缘。乳头呈圆锥形，尖部略向咽部倾斜，表面覆有复层扁平上皮，浅层上皮细胞常有角化并不断脱落，与唾液和食物残渣等共同形成舌苔。舌苔的改变对疾病的诊治有一定帮助。

2. 菌状乳头（fungiform papillae）　分布于舌尖、舌缘，较少，分散于丝状乳头之间，多位于舌尖和舌缘，乳头呈蘑菇状，上皮不角化，顶部的上皮内有味蕾。固有层毛细血管丰富，使乳头外观呈红色。

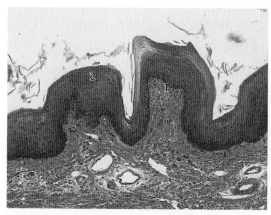

1- 菌状乳头；2- 丝状乳头。

图 13-3　舌乳头光镜图

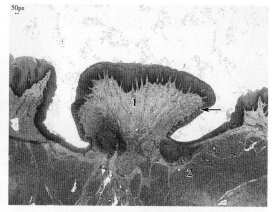

1- 轮廓乳头；2- 浆液性腺；←- 味蕾。

图 13-4　舌轮廓乳头光镜图

3. 轮廓乳头（circumvallate papilla）　位于舌界沟前方，十余个，体积较大，顶部平坦，乳头周围的黏膜凹陷形成环沟，沟两侧上皮内有较多味蕾。固有层内有较多浆液性味腺，导管开口于环沟底部，味腺分泌稀薄液体，可以不断冲洗味蕾表面的食物残渣，利于味蕾感受新的食物刺激。

味蕾（taste bud）是味觉感受器，为卵圆形小体（图 13-5），主要分布于菌状乳头和轮廓乳头，少量分布在软腭、会厌及咽部的上皮内。成人约有 3 000 个味蕾。味蕾顶端有小孔称为味孔。基底位于上皮基膜上，由长梭形的味细胞和锥体形的基细胞两种细胞组成。

（1）味细胞（taste cell）：位于味蕾中央，核呈椭圆形，染色浅，又称明细胞，为感觉性上皮细胞。电镜下味细胞游离面有微绒毛伸入味孔，基底部细胞质内含突触小泡样颗粒，与味觉神经形成突触。味细胞的平均寿命为 10～12d。味蕾为味觉感受器。

（2）基细胞：分布于味蕾基底部，为干细胞，可分化为味细胞和支持细胞。

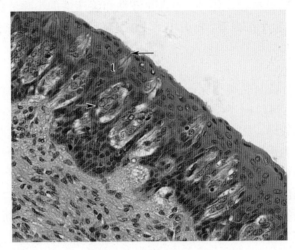

1- 味细胞；→- 基细胞；←- 味孔。
图 13-5　味蕾光镜图

二、牙

牙是人体最坚硬的组织，主要分为三部分：露在外面的为牙冠，埋在牙槽骨的为牙根，两者交界部为牙颈。牙中央有牙髓腔，开口于牙根底部的牙根孔。牙由牙本质、釉质、牙骨质三种钙化的硬组织和牙髓软组织构成。牙根周围的牙周膜、牙槽骨骨膜及牙龈统称为牙周组织（图 13-6）。

1. 牙本质（dentine）　包绕牙髓腔，构成牙的主体。牙本质主要由牙本质小管（dentinal tubule）与间质构成。牙本质小管从牙髓腔面向周围呈放射状行走，越向周边越细，且有分支吻合。牙本质的内表面有一层成牙本质细胞（odontoblast），其突起伸入牙本质小管，形成牙本质纤维；间质由胶原原纤维和钙化的基质构成，分布于牙本质小管之间。牙本质对冷、热、酸、甜和机械刺激敏感。

2. 牙釉质（enamel）　包在牙冠部的牙本质表面，无机物占 96%，有机物很少，是人体最坚硬的组织。由釉柱和少量间质构成。每个釉柱由一个或几个成釉质细胞形成，釉柱从与牙本质交界处向牙冠表面呈放射状紧密排列。

3. 牙骨质（cementum）　包在牙根部的牙本质外面，其结构和骨组织相似，但没有血管穿入。

4. 牙髓（dental pulp）　为疏松结缔组织，内含血管、淋巴管和神经纤维，对牙本质和釉质具有营养作用。

5. 牙周膜（peridental membrane）　是位于牙根和牙槽骨间的致密结缔组织，内含较粗的胶原

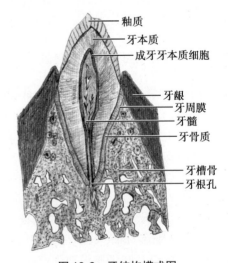

图 13-6　牙结构模式图
（绘图：深圳大学 2016 级临床医学专业　岳丽）

釉质
牙本质
成牙牙本质细胞
牙龈
牙周膜
牙髓
牙骨质
牙槽骨
牙根孔

纤维束，其一端埋入牙骨质，另一端伸入牙槽骨，将两者牢牢连接。当牙周膜萎缩时，可导致牙齿松动或脱落。

6．牙龈（gingiva） 是口腔黏膜包被牙颈的部分，由复层扁平上皮和固有层组成的黏膜。老年人牙龈常萎缩，导致牙颈外露。

第三节 咽

咽（pharynx）是消化管和呼吸道的交叉部位，由口咽、鼻咽、喉咽三部分组成。咽壁由黏膜、肌层和外膜组成。

1．黏膜 由上皮和固有层组成。口咽表面覆以未角化的复层扁平上皮，鼻咽和喉咽主要为假复层纤毛柱状上皮。固有层的结缔组织内有丰富的淋巴组织及黏液性或混合性腺以及弹性纤维网。

2．肌层 由内纵行和外斜行或环形排列的骨骼肌组成，其间可有黏液腺。

3．外膜 为纤维膜，含有丰富的血管和神经纤维。

第四节 食 管

食管（esophagus）腔面有7～10条纵行皱襞，由黏膜与黏膜下层向管腔突起形成，食物通过时皱襞暂时消失（图13-7）。

一、黏膜

上皮为未角化的复层扁平上皮，在食物通过时起机械性保护作用，表面细胞脱落后，由基层细胞增殖分化补充保持动态平衡。下端与胃贲门连接处的复层扁平上皮骤然变为单层柱状上皮（图13-8）。固有层为致密结缔组织，在食管两端的固有层内可见黏液性腺。黏膜肌层主要由纵行平滑肌束组成。

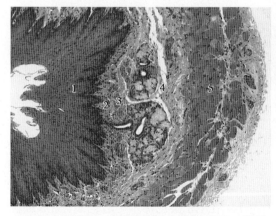

1-上皮；2-固有层；3-黏膜肌层；4-黏膜下层；5-肌层。

图13-7 食管横切面光镜图

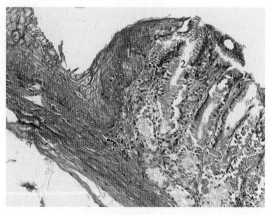

1-食管上皮；2-胃小凹。

图13-8 食管与胃贲门移行部光镜图

二、黏膜下层、肌层和外膜

黏膜下层为结缔组织，含有许多黏液性的食管腺（esophageal glands），其导管穿过黏膜开口于食管腔。食管腺周围常有较密集的淋巴细胞，可见淋巴小结。肌层分内环外纵两层，食管的上 1/3 段为骨骼肌，下 1/3 段为平滑肌，中段则两者兼有。食管两端的内环肌稍增厚，分别形成食管的上下括约肌，具有防止吞咽时食物自食管反流入咽及阻止内容物反流等作用。外膜是由结缔组织构成的纤维膜，利于食管与周围组织固定。

第五节 胃

胃（stomach）是消化管最膨大部分，呈袋状，空虚时可见许多纵行和不规则的皱襞，胃充盈时皱襞消失。胃的功能主要是暂时储存食物，能够初步消化食物中的蛋白质，吸收部分水分、无机盐和醇类。

一、黏膜

胃黏膜表面有许多浅沟，将黏膜分成许多胃小区（gastric area），胃黏膜表面还有许多不规则小孔，切片中呈现浅小的凹陷或漏斗形，称为**胃小凹**（gastric pit），每个小凹的底部有 3～5 条胃腺开口（图 13-9，图 13-10）。

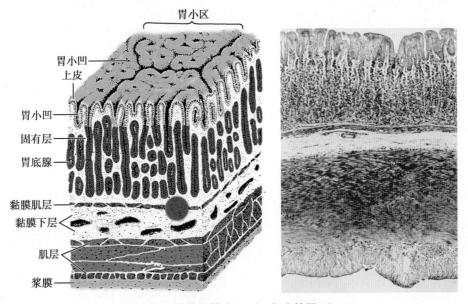

图 13-9　胃底部模式图（左）与光镜图（右）

（一）上皮

为单层柱状上皮的**表面黏液细胞**（surface mucous cell），其间含有少量内分泌细胞。该胞核呈椭圆形位于细胞基部，顶部充满大量黏原颗粒，在 HE 染色标本上着色浅；黏原颗粒不能显示，从而使细胞顶部呈透明状或空泡状（图 13-9）。分泌物为不可溶性的碱性黏液，覆盖于上皮表面，形成黏液 - 碳酸氢盐屏障，可以防止盐酸与胃蛋白酶对黏膜的消化以及食物对上皮的磨损，对胃黏膜起重要保护作用。表面黏液细胞不断脱落，由胃小凹底部和胃腺颈部的干细胞增殖补充，3～5d更新一次。正常胃黏液细胞上皮不存在杯状细胞，如果出现这种细胞，病理学上称为胃的肠上皮化生，为胃癌的癌前病变表现。

（二）固有层

为含有大量胃腺的结缔组织，结缔组织内含有成纤维细胞、淋巴细胞、浆细胞、肥大细胞、嗜酸性粒细胞以及少量的平滑肌细胞。根据胃腺所在结构和部位不同可以分为胃底腺、贲门腺及幽门腺三种。

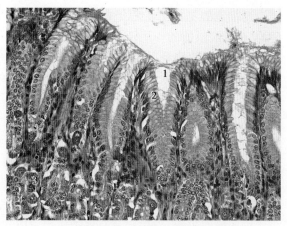

1- 表面黏液细胞；2- 胃小凹；3- 胃底腺。

图 13-10　胃底部黏膜光镜图

1. **胃底腺**（fundic gland）　数量最多，分布于胃底及胃体处，为分支的管状腺，由于分泌物为酸性，又称为泌酸腺，约有1 500万条。每个胃底腺可分为颈、体及底三部。颈部较细小与胃小凹相连；体部较长；底部稍膨大。胃底腺主要由主细胞、壁细胞、颈黏液细胞、干细胞和内分泌细胞等组成。

（1）**主细胞**（chief cell）：又称胃酶细胞，数量最多，分布于腺体部及底部。光镜下细胞体积较小，呈柱状，核圆形位于细胞基部。胞质基部嗜碱性，顶部充满酶原颗粒，此颗粒不易保存，故多呈泡沫状（图13-11）。电镜下主细胞具有典型的蛋白质分泌细胞的结构特点，基部胞质中含有大量粗面内质网、高尔基体发达，顶部有酶原颗粒。主要功能是分泌胃蛋白酶原，被盐酸激活转变为活性的胃蛋白酶，可对蛋白质进行初步的化学消化。

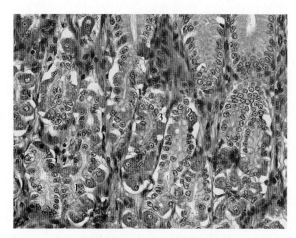

1- 主细胞；2- 壁细胞；3- 颈黏液细胞。

图 13-11　胃底腺光镜图

（2）**壁细胞**（parietal cell）：又称泌酸细胞，因为分泌盐酸，又称盐酸细胞，主要分布于腺的体部及颈部。光镜下该细胞体积较大，多呈圆锥形，细胞基底位于腺的基膜上，似贴在壁上而得名；核圆，居中，可有双核，胞质嗜酸性（见图13-11）。电镜下可见胞质中有带分支的细胞内分泌小管，小管开口于腺腔，小管腔内有许多微绒毛。分泌小管周围有许多表面光滑的小管和小泡，称微管泡系统。分泌小管和微管泡系统因细胞的功能状态不同表现出明显差异：当细胞处于静止状态时，微绒毛少而短，分泌小管少，微管泡系统却十分发达；在分泌期，细胞内分泌小管长而迂曲，微绒毛增多，使得细胞表面积增大，微管泡系统数量锐减。说明微管泡系统为内分泌小管的储备形式，两者的质膜结构可进行膜循环而互相转换。壁细胞还含有大量线粒体，少量粗面内质网和高尔基复合体。

壁细胞的主要功能是合成和分泌盐酸，主要过程是：细胞从血液中摄取或代谢产生的 CO_2，在碳酸酐酶的作用下与水结合形成碳酸（H_2CO_3），H_2CO_3 解离为 H^+ 和 HCO_3^-，H^+ 被主动运输到分泌小管，而 HCO_3^- 与血液中的 Cl^- 交换，Cl^- 也被运输至小管膜，与 H^+ 结合形成 HCl。盐酸激活胃蛋白酶原使之成为胃蛋白酶，在酸性环境中可对蛋白质进行初步分解。另外，壁细胞还能分泌内因子（intrinsic factor），这种蛋白能与食物中的维生素 B12 结合，使维生素 B12 在肠道内不被分解，并能与远端回肠上皮的相应受体结合，促进维生素 B12 吸收入血。维生素 B12 为红细胞生成所需，所以，慢性萎缩性胃炎或胃大部切除术后，内因子缺乏则导致维生素 B12 吸收障碍，可引起恶性贫血。

（3）颈黏液细胞（mucous neck cell）：数量少，分布于胃底腺颈部，常夹在壁细胞之间。呈楔形，细胞形态不规则，核扁圆，位于细胞基底部，核上方含有很多黏原颗粒，其分泌物为可溶性的酸性黏液，对黏膜具有保护作用，HE 染色浅淡。

（4）干细胞（stem cell）：数量少，存在于胃底腺颈部至胃小凹深部一带，细胞较小，柱状，在 HE 染色切片中不易辨认。同胃小凹底部未分化细胞一样可不断分裂增殖，分化为表面黏液细胞和胃底腺细胞。

（5）肠内分泌细胞：种类多，散在于胃腺及上皮细胞之间，主要为肠嗜铬细胞（enterochromaffin cell，EC 细胞）、D 细胞及 G 细胞。EC 细胞分泌组胺，促进壁细胞泌酸；D 细胞分泌生长抑素，抑制壁细胞的分泌，也可通过抑制 EC 细胞的分泌间接抑制壁细胞泌酸功能。

2. 贲门腺（cardiac gland） 分布于近贲门 1～3cm 处，为分支管状的黏液性腺，分泌黏液和溶菌酶。

3. 幽门腺（pyloric gland） 分布于幽门部 4～5cm 区域，为分支较多而弯曲的管状。

黏液性腺，分泌黏液和溶菌酶，含有较多内分泌细胞，有少量壁细胞。G 细胞分泌胃泌素可促进壁细胞泌酸和胃肠黏膜增殖，如促胃液素过多，则可导致十二指肠溃疡。

三种腺体的分泌物统称为胃液，成人每日分泌量为 1.5～2.5L，pH 为 0.9～1.5，除了含有盐酸、胃蛋白酶、内因子、黏蛋白外，还有大量水及无机盐等离子成分。

（三）黏膜肌层

由内环行与外纵行两层平滑肌组成。

胃黏膜自我保护机制：腐蚀力极强的盐酸和分解蛋白质的胃蛋白酶在正常情况下却不能侵蚀胃黏膜，主要由于在胃黏膜表面存在黏液 - 碳酸氢盐屏障（mucous-HCO_3^- barrier），黏液层厚 0.25～0.5mm，由不可溶性黏液凝胶构成，将上皮与胃蛋白酶隔离，同时减慢 H^+ 向黏膜扩散。而表面黏液细胞分泌的 HCO_3^- 中和渗入的 H^+ 形成 H_2CO_3，然后被碳酸酐酶分解为 CO_2 和 H_2O。此外胃上皮细胞间的紧密连接、充足的胃黏膜血流及胃上皮细胞快速更新（每 2～6d 更新一次）、迁移，能及时修复损伤，保护胃黏膜不受胃液腐蚀。当胃黏膜自我保护机制受到破坏，导致屏障功能减弱，致使保护因素和损害因素失衡，盐酸和胃蛋白酶可形成对黏膜的自身腐蚀和消化，从而导致胃溃疡。

二、黏膜下层、肌层和外膜

黏膜下层为疏松结缔组织，内含较粗的血管、淋巴管和神经等，肌层为很厚的平滑肌，一般由内斜中环外纵三层平滑肌构成，环形肌在贲门和幽门部增厚，形成贲门和幽门括约肌。外膜为浆膜。

第六节 小 肠

小肠（small intestine）是消化管最长的一段，可分为十二指肠、空肠、回肠三部分。小肠内有胆汁、胰液和小肠液，含有各种消化酶，是消化管进行消化吸收的主要部位。管壁也由四层构成，但每部分管壁结构各具有特点。

一、黏膜

黏膜表面有许多环形皱襞（plica circulare），黏膜表面还有许多细小突起的肠绒毛（intestinal villus），是由上皮和固有层向肠腔突出而成。绒毛长 0.5～1.5mm，形状不一，以十二指肠和空肠头段最发达，呈宽大的叶状和圆锥状，至回肠则逐渐变短呈指状。肠绒毛进一步扩大肠腔面积 10 倍。环形皱襞和绒毛使小肠表面积扩大 20～30 倍，加上小肠柱状细胞表面有发达的微绒毛，可使小肠腔面积扩大 400～600 倍（图 13-12，图 13-13）。

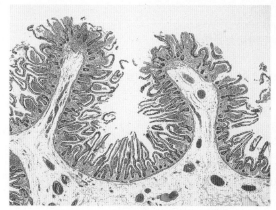

图 13-12　空肠横切面光镜图示皱襞

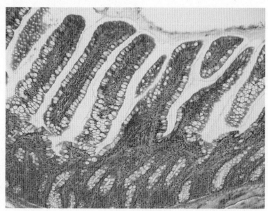

图 13-13　空肠黏膜光镜图（示小肠绒毛）

（一）上皮

小肠绒毛上皮为单层柱状上皮，由**吸收细胞**（absorptive）、**杯状细胞**（goblet cell）和少量内分泌细胞组成，而肠腺上皮除上述细胞外，还有帕内特细胞和干细胞。

1. 吸收细胞　数量最多，光镜下呈高柱状，核椭圆，位于基部，吸收细胞游离面有明显纹状缘；电镜下则为密集和规则排列的微绒毛。每个吸收细胞有 2 000～3 000 根微绒毛，微绒毛使细胞游离面积扩大约 30 倍（图 13-14）；微绒毛表面的膜上还有一层较厚的细胞衣，为细胞膜镶嵌蛋白的外露部分，含有双糖酶、肽酶、胰蛋白酶、胰淀粉酶等消化酶，细胞衣是参与消化、吸收的重要场所。

食物中的多糖和淀粉经唾液淀粉酶和胰淀粉酶水解成双糖类，再由吸收细胞表面的细胞衣的双糖酶分解成单糖后被吸收。蛋白质经胃蛋白酶和胰蛋白酶水解成多肽，再经吸收细胞表面的细胞衣中的氨基肽酶分解成氨基酸后被吸收；脂肪经脂肪酶消化水解为单酸甘油酯、脂肪酸和甘油，然后由小肠上皮细胞吸收入胞质，在滑面内质网和高尔基复合体，将吸收的脂类形成乳糜微粒，进入中央乳糜管。

相邻细胞间形成紧密连接和中间连接等特殊结构,可阻止肠腔内物质经细胞间隙进入深部阻止,以保证选择性吸收的进行。吸收细胞还参与分泌型免疫球蛋白A(secretory immunoglobulin A,SIgA)的释放过程,在十二指肠和空肠上段还能分泌肠激活酶,激活胰蛋白酶原成为有活性的胰蛋白酶。

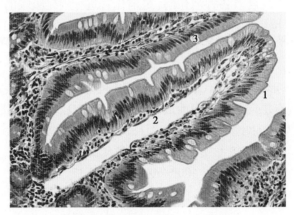

1- 纹状缘;2- 中央乳糜管;3- 杯状细胞。

图 13-14 小肠绒毛纵切面光镜图

2.杯状细胞(goblet cell) 散在于吸收细胞之间,分泌黏液,对黏膜有保护和润滑作用。从十二指肠至回肠,杯状细胞数量逐渐增多。

3.内分泌细胞(见后文)

(二)固有层

由致密结缔组织构成,除含有大量密集排列的小肠腺(intestinal glands)外,还有丰富的淋巴细胞、浆细胞、巨噬细胞、嗜酸性粒细胞及肥大细胞等。绒毛中轴的固有结缔组织内,有1~2条纵行毛细淋巴管,管腔较大,内皮细胞间隙宽,无基膜,通透性大,利于吸收细胞释放出的乳糜微粒进行转运,称为**中央乳糜管**(central lacteal)。小管周围有丰富的毛细血管网,肠上皮吸收的氨基酸、单糖等水溶性物质经此入血。绒毛内还有少量纵行平滑肌纤维,其收缩有利于血液运行。此外固有层淋巴组织丰富,其中十二指肠和空肠多为孤立淋巴小结,在回肠尤其下段多为若干淋巴小结聚集形成的集合淋巴小结(图 13-15),部分可穿过黏膜肌层抵达黏膜下层。患肠伤寒时,细菌常侵入该部淋巴组织,引起局部溃疡,甚至肠穿孔。

小肠腺为单管状腺,由上皮向固有层下陷形成,直接开口于肠腔。小肠上皮和腺体的分泌物称小肠液。构成小肠腺的细胞除吸收细胞、杯状细胞和内分泌细胞外,还有帕内特细胞(Paneth cell)和干细胞。

1.帕内特细胞 是小肠腺的特征性细胞,常三五成群位于腺底部,细胞呈锥体形,核卵圆形偏向基底部,胞质顶端有粗大的嗜酸性颗粒,内含防御素和溶菌酶,对肠道微生物有杀灭作用,使小肠内环境不适宜细菌生长,因此,该细胞是一种具有免疫功能的细胞(图 13-16)。

2.干细胞 以往称未分化细胞,位于小肠腺下半部,散在于其他细胞间,胞体较小,柱状,形态上缺乏特征性,也缺少特异性的标志物,但细胞具有不断分裂增殖能力,产生的子细胞不断上移以补充绒毛顶部脱落的的上皮细胞。

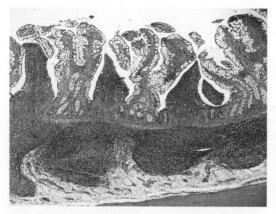

图 13-15　回肠纵切面（示集合淋巴小结）

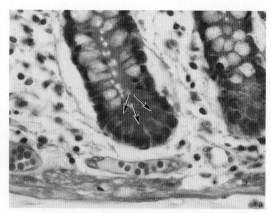

图 13-16　小肠腺光镜图（箭头示帕内特细胞）
帕内特细胞

（三）黏膜肌层

由内环形和外纵行两薄层平滑肌组成

二、黏膜下层、肌层和外膜

黏膜下层内有大量的十二指肠腺，为复管泡状的黏液腺，分泌碱性黏液，具有保护十二指肠黏膜免受胃酸侵蚀的作用。十二指肠腺还可以产生表皮生长因子（epidermal growth factor），释放入肠腔可以促进小肠上皮细胞的增殖以及黏膜的损伤修复。小肠的肌层由内环、外纵排列的平滑肌组成。外膜除十二指肠后壁为纤维膜外，其余均为浆膜。

第七节　大　肠

大肠（large intestine）包括盲肠、阑尾、结肠、直肠和肛管五部分。除阑尾和肛管外，其余各段结构相似，主要功能是吸收水分和电解质，将食物残渣形成的粪便排出。

一、盲肠、结肠与直肠

这三部分肠管的组织学结构基本相似。

（一）黏膜

表面光滑，无环行皱襞和绒毛，在结肠袋之间有半月形皱襞，在直肠下段有三个横行的皱襞。上皮为单层柱状上皮，有柱状细胞和大量杯状细胞组成。杯状细胞分泌黏液，润滑黏膜。固有层内可见大量稠密的单管状大肠腺，较少的小肠腺，由吸收细胞和大量的杯状细胞组成，含少量的干细胞和内分泌细胞，无帕内特细胞。固有层还可以见到散在的孤立淋巴小结。黏膜肌层由薄层内环行和外纵行平滑肌组成。

（二）黏膜下层

可见小动脉、小静脉和淋巴管及成群脂肪细胞。

（三）肌层

含内环外纵行两层平滑肌。内环形肌阶段性局部增厚形成结肠袋（haustrum of colon），外纵行肌局部增厚形成三条结肠带（taenia coli），各带之间纵行肌菲薄，甚至缺失。

（四）外膜

大部分为浆膜，其中在升结肠和降结肠后壁为纤维膜，在直肠上 1/3 大部、中 1/3 段前壁为浆膜外，其余为纤维膜。外膜结缔组织内可见大量脂肪细胞积聚，形成肠脂垂。

二、阑尾

阑尾（appendix）为盲肠的小指状突起，管腔小不规则，大肠腺短而少，固有层含丰富淋巴组织，形成许多淋巴小结，可见生发中心，大量的淋巴小结可连续成层，并突入黏膜下层，致使黏膜肌层不完整（图 13-17），组织结构类似扁桃体，故称为"肠扁桃"。肌层薄，分内环和外纵两层，外为浆膜。目前认为阑尾并非只是退化的器官，其上皮具有选择性吸附、吞饮细菌和病毒的能力，上皮下淋巴组织主要参与消化管的黏膜免疫防御反应。

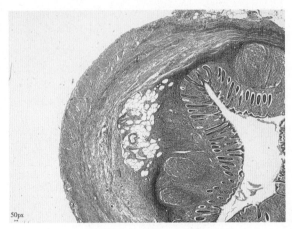

图 13-17　阑尾光镜图

三、肛管

肛管（anal tube）位于直肠和肛门之间，齿状线上方为单层柱状上皮，下方为复层扁平上皮。白线以下为复层扁平上皮，固有层含有大量大汗腺和皮脂腺，黏膜下丛静脉丛密集，肌层分两层，内环形平滑肌增厚形成肛门内括约肌，外纵行肌形成肛门外括约肌。

第八节　消化管的淋巴组织

消化管的淋巴组织又称肠相关淋巴组织，包括黏膜淋巴小结（咽、回肠和阑尾最发达）、弥散淋巴组织以及分布于上皮细胞之间的淋巴细胞、浆细胞、巨噬细胞等。它们是免疫系统的第一道防线。细菌、病毒等抗原物质必须通过黏膜的上皮屏障进入淋巴组织才能引起免疫应答（图 13-18）。

消化管的淋巴组织具有细胞免疫和体液免疫功能。人回肠黏膜集合淋巴小结由近百个淋巴小结聚集而成，均向黏膜表面突出，呈圆顶状隆起，此区表面光滑，无绒毛，深部无肠腺，上皮内无杯状细胞，而有一种散在的细胞，称微皱褶细胞（microfold cell），即 M 细胞。M 细胞是一种特化的上皮细胞，散在分布于集合淋巴小结顶部的上皮内，游离面有微皱褶，基底面细胞膜内陷，凹腔内嵌有多个淋巴细胞和少量巨噬细胞。在 HE 染色的标本不易区分。电镜下，M 细胞游离面有一些短小的微绒毛和微皱褶，基底面质膜内陷形成一个凹腔，此腔很大，又叫中央腔。中央腔内嵌有多个淋巴细胞、浆细胞等。M 细胞下方的基膜多不完整，淋巴细胞易通过。M 细胞能摄取肠腔内的抗原物质，将其传递给下方的淋巴细胞。后者进入肠系膜淋巴结内，分裂增殖，后经淋巴细胞再循环或血循环途径再回到肠黏膜内，分化为浆细胞，分泌抗体，主要产生免疫球蛋白 A（IgA）。IgA 能与上皮细胞产生的糖蛋白结合形成 SIgA，释放入上皮表面的糖衣内，它可与特异性抗原结合，抑制细菌增殖和病毒

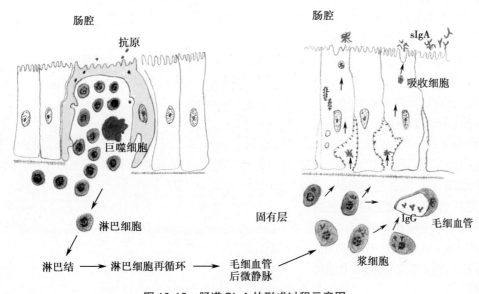

图 13-18　肠道 SIgA 的形成过程示意图

（绘图：深圳大学 2016 级临床医学专业　岳丽）

复制，中和病毒，并阻止细菌等抗原物质附着在上皮细胞上，阻止内毒素进入上皮细胞内，保护肠黏膜。

第九节　胃肠道的内分泌细胞

　　胃肠道的内分泌细胞散在于胃、肠及腺体内的上皮细胞之间，其中尤以胃幽门部和十二指肠上段居多。由于胃黏膜面积巨大，这些细胞种类繁多，数量巨大。可以说胃肠道是体内最大、最复杂的内分泌器官，所分泌的激素总称为胃肠道激素，主要作为局部激素，除协调胃肠道自身的消化吸收功能外，还参与调节其他器官的生理活动。

一、胃肠内分泌细胞的形态和种类

　　胃肠内分泌细胞大多单个夹于其他上皮细胞之间，呈圆锥形或椭圆形，基底部附于基膜上，细胞最显著的特点是基部胞质内含有分泌颗粒，故又称基底颗粒细胞（basal granulated cell）。分泌颗粒的大小、形状和电子密度依据细胞种类而异。根据细胞的游离面是否外露于管腔，将内分泌细胞分为开放型和闭合型两种。其中开放型细胞占多数，多呈圆锥形，游离面有微绒毛，伸向管腔，此细胞较相邻的细胞长且粗，可感受管腔食物刺激和 pH 变化等化学信息，调节激素的分泌。闭合型细胞占少数，多呈椭圆形，细胞顶部被相邻细胞覆盖而未露出腔面，主要受胃肠运动的机械刺激释放其分泌物。

　　胃肠内分泌细胞主要分泌肽类和胺类激素。

二、主要的胃肠内分泌细胞

（一）肠嗜铬细胞（EC 细胞）

数量最多，因染色类似肾上腺髓质的嗜铬细胞而得名，分泌的 5- 羟色胺能够促进黏液分泌和平滑肌收缩，增加胃肠运动，促进胆囊收缩，抑制胃液分泌。

（二）生长抑素细胞（D细胞）

与胰岛D细胞形态相似得名，细胞基底的突起较长，与附近的G细胞或壁细胞相接触，具有明显的旁分泌性质。D细胞广泛分布于胃肠道，分泌的生长抑素可以抑制G细胞释放胃泌素，进而降低壁细胞分泌盐酸。同时也能抑制胰岛A、B细胞的分泌功能。

（三）胃泌素细胞（G细胞）

数量次之，含有较粗大的圆形颗粒，因其分泌胃泌素而得名，主要分布在胃的幽门，少数分布于十二指肠，产生的促胃液素具有促进胃酸分泌和刺激胃肠道蠕动的功能。该细胞分泌胃泌素不足可引起胃酸缺乏和消化不良。

（四）胆囊收缩素细胞（I细胞）

合成、分泌胆囊收缩素 - 促胰酶素（cholecystokinin-pancreozymin，CCK-PZ），分布于十二指肠和空肠，具有促进胆汁和胰液分泌等作用。

（五）促胰液素细胞（S细胞）

所含颗粒小而圆，分泌促胰液素（secretin），能刺激胰导管上皮细胞分泌水和碳酸氢盐，增加胰液分泌量。

当酸性食糜从胃排入肠腔时，可刺激I细胞和S细胞的分泌，使碱性的胰液和胆汁分泌增加，达到中和胃酸、为胰液发挥消化作用提供碱性环境的目的。

第十节　复习思考题

一、概念

1. 消化管

2. 皱襞

3. 黏液 - 碳酸氢盐屏障

4. 胃底腺

5. 主细胞

6. 壁细胞

7. 胃小凹

8. 绒毛

9. 中央乳糜管

10. 小肠腺

11. 帕内特细胞

二、思考题

1. 试述消化管的一般结构。

2. 试述胃黏膜上皮的结构及其功能意义。

3. 比较食管、胃、小肠和结肠黏膜的结构。

4. 为什么说消化管是人体免疫系统的第一道防线？

（蒋　威）

第十四章 消化腺结构及消化系统发生

> **重点**
> - 胰脏导管的组成和结构
> - 肝细胞的光镜结构及电镜结构
> - 消化管闭锁或狭窄、麦克尔憩室、脐粪瘘、先天性脐疝、气管食管瘘、透明膜病的成因
> - 原始消化管的一般演化过程及结果
>
> **难点**
> - 肝和胆的发生

消化腺（digestive glands）是分泌消化液的腺体，包括大、小两种。大消化腺有大唾液腺、肝和胰；小消化腺则位于消化管壁内，如食管腺、胃腺和肠腺等。功能是分泌消化液，进行化学消化以及内分泌。

第一节 大 唾 液 腺

大唾液腺包括腮腺、下颌下腺和舌下腺各一对，一般为复管泡状腺，外包被膜，内分小叶，实质分导管和腺泡，腺泡分浆液性、黏液性和混合性，有肌上皮细胞，协助分泌物排出；导管分闰管（单层扁平或单层立方上皮）、纹状管（分泌管，单层高柱状上皮）、小叶间导管（单层柱状-假复层柱状上皮）和总导管。

腮腺：为浆液性腺，分泌物含大量唾液淀粉酶。

下颌下腺：为混合性腺，浆液性腺泡较多，分泌物含唾液淀粉酶和黏液。

舌下腺：为混合性腺，以黏液性腺泡为主，分泌物以黏液为主。

第二节 胰 腺

胰腺表面有被膜，为薄层结缔组织，结缔组织介入腺内将实质分为若干胰腺小叶。胰腺实质分为外分泌部和内分泌部，外分泌部为浆液性腺，内分泌部即胰岛（图14-1）。

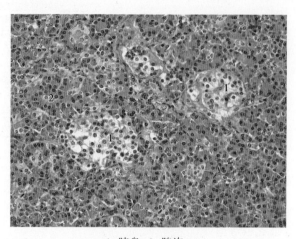

1- 胰岛；2- 腺泡。

图 14-1　胰腺光镜图

一、外分泌部

（一）腺泡

主要由胰腺泡细胞组成，为典型的蛋白质分泌细胞（图 14-2）。

分泌胰蛋白酶原、胰糜蛋白酶原、胰淀粉酶、胰脂肪酶、核酸酶等消化酶，分别消化食物中的营养成分。腺泡腔内有泡心细胞，扁平或立方形，色浅，是闰管起始部的上皮细胞，为胰腺腺泡的特点。

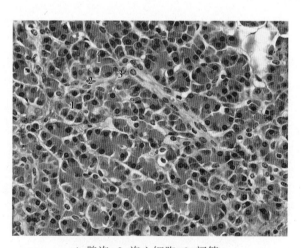

1- 腺泡；2- 泡心细胞；3- 闰管。

图 14-2　胰腺腺泡、泡心细胞和闰管光镜图

（二）导管

上皮可分泌水和 HCO_3^- 等多种电解质，其各组成和结构如下：闰管（单层扁平或单层立方上皮）为起始部。小叶内导管（单层立方上皮）汇合成小叶间导管（单层柱状上皮），再汇合成主导管（单层高柱状上皮 + 杯状细胞）与胆总管汇合，开口于十二指肠乳头。

二、内分泌部

(一)胰岛

胰岛(pancreas islet)为分散于腺泡之间的大小不等的浅色细胞团,分泌多种激素:A 细胞(甲细胞,α 细胞)约占 20%,分泌胰高血糖素(glucagon);B 细胞(乙细胞,β 细胞)约占 70%,分泌胰岛素(insulin);D 细胞(丁细胞,δ 细胞)约占 5%,分泌生长抑素,直接作用于邻近的胰岛细胞,抑制其分泌。

(二)PP 细胞

很少,分泌胰多肽(pancreatic polypeptide),抑制胃肠运动、胰液分泌及胆囊收缩。

第三节　肝

一、一般结构

表面覆以致密结缔组织被膜,除右叶上后部为纤维膜外,均为浆膜。结缔组织随肝门部的血管和肝管的分支伸入实质,将其分隔形成大量肝小叶,肝小叶之间各种管道密集的部位为门管区。

二、肝小叶

肝小叶(hepatic lobule)是肝的结构和功能的基本单位,呈多角棱柱状(图 14-3,图 14-4)。每一个肝小叶中央穿行一条中央静脉(central vein)。以中央静脉为中心,肝板和肝血窦呈放射状排列。

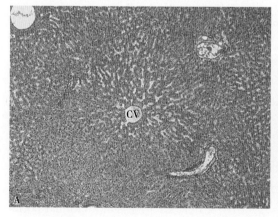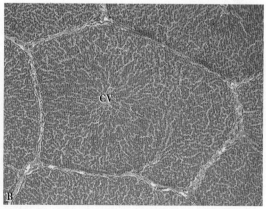

CV- 中央静脉。

图 14-3　肝小叶横切面

A. 人肝;B. 猪肝。

(一)肝板

1. **肝板**(hepatic plate)　由单层肝细胞排列形成;切片上呈现为肝索(hepatic cord),以中央静脉为中心放射状排列,并吻合成网。

2．**界板** 肝小叶周边的肝板，肝细胞较小，嗜酸性较强。

3．**肝细胞**（hepatocyte） 呈多面体形；核大而圆，居中，常染色质丰富，部分有双核或多倍体核；胞质嗜酸性，含弥散分布的嗜碱性团块。肝细胞有三种功能面，即血窦面、胆小管面、细胞连接面。细胞器发达：①粗面内质网合成白蛋白、纤维蛋白原、凝血酶原、脂蛋白和补体等血浆蛋白；②滑面内质网参与生物转化和代谢，如胆汁合成、脂类代谢、糖代谢、激素代谢和有机异物的转化；③高尔基复合体参与蛋白质加工和胆汁排泌；④线粒体、溶酶体和过氧化物酶体丰富。

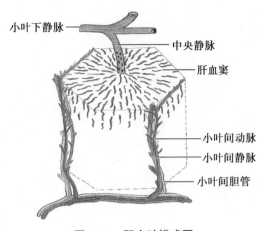

图 14-4 肝小叶模式图
（绘图：深圳大学 2016 级临床医学专业 岳丽）

（二）肝血窦

1．**肝血窦**（hepatic sinusoid） 位于肝板之间，汇入中央静脉；腔大而不规则；内皮细胞有大量窗孔，无基膜，通透性高。

2．**肝巨噬细胞**（hepatic macrophage） 又称库普弗细胞（Kupffer cell），附于内皮，形态不规则，多突起，溶酶体丰富，参与清除血液中的异物与衰老血细胞。

3．肝内大颗粒淋巴细胞（NK 细胞） 附于内皮或肝巨噬细胞，溶酶体丰富，有免疫功能。

（三）窦周隙

肝细胞与血窦内皮间的腔隙，即**窦周隙**（perisinusoidal space）。

贮脂细胞（fat-storing cell）：形态不规则，胞质含大量脂滴；贮存维生素 A，形成网状纤维。

（四）胆小管

胆小管（bile canaliculi）指相邻肝细胞质膜局部凹陷围成的微细管道，连接成网，腔面有微绒毛，肝细胞间隙由连接复合体封闭。

三、门管区

为相邻肝小叶之间的结缔组织小区，含小叶间动脉、小叶间静脉、小叶间胆管。

四、血液循环

进入肝脏的血管有门静脉和肝动脉，故肝的血供丰富。门静脉是肝的功能血管，将从胃肠吸收的物质输入肝脏。门静脉在肝门处分为左右两支，分别进入肝左、右叶，继而在肝小叶间反复分支，形成小叶间静脉。小叶间静脉分出小支，称终末门微静脉（terminal portal venule），行于相邻两个肝小叶之间。终末门微静脉的分支与血窦相连，将门静脉血输入肝小叶内。肝动脉血富含氧，是肝的营养血管。肝动脉的分支与门静脉的分支伴行，依次分为小叶间动脉和终末肝微动脉（terminal hepatic arteriole），最后也通入血窦。小叶间动脉还分出小支，供应被膜、间质和胆管。因此，肝血窦内含有门静脉和肝动脉的混合血液。肝血窦的血液，从小叶周边流向中央，汇入中央静脉。中央静脉的内皮外无平滑肌，仅有少量结缔组织。若干中央静脉汇合成小叶下静脉，单独行于小叶间结缔组织内，管径较大，壁较厚。小叶下静脉进而汇合成 2～3 支肝静脉，出肝后入下腔静脉。

第四节　胆囊与胆管

一、胆囊

胆囊壁由内向外分为黏膜、肌层和外膜。黏膜上皮为单层柱状，固有层为薄层结缔组织。上皮层和固有层形成许多高而分支的皱襞突入管腔，当管腔内充满胆汁时，皱襞大部分消失。肌层由内纵外环的平滑肌组成。外膜为浆膜，较厚。

胆囊的功能是贮存和浓缩胆汁。进食尤其是进食高脂食物后，在小肠内分泌的胆囊收缩素 - 促胰液素的作用下，胆囊强烈收缩排出胆汁。

二、胆管

肝细胞分泌的胆汁排入胆小管后，在肝小叶边缘汇集成赫林管，由单层立方上皮组成，再汇入小叶间胆管，经左右肝管、胆囊管进入胆囊贮存。肝外胆管管壁由内向外分为黏膜、肌层和外膜三层。黏膜上皮为单层柱状，固有层很薄；肌层在肝管和胆总管处较薄，接近十二指肠处逐渐增厚形成壶腹括约肌。外膜为结缔组织。

第五节　消化系统的发生

消化系统上皮成分大部来源于内胚层，结缔组织和肌肉组织来源于中胚层。原始消化管内胚层亦分化为甲状腺、甲状旁腺、胸腺以及舌的上皮等非消化腺的原基。

其中，前肠分化为咽、食管、胃、十二指肠上段、肝、胆、胰以及喉以下的呼吸系统。中肠分化为十二指肠中段至横结肠右 2/3 段。后肠分化为横结肠左 1/3 段至肛管上段。

一、咽的发生及咽囊的演变

咽由前肠头端膨大部的原始咽发育而成。为左右宽、背腹扁、头端粗、尾端细的漏斗样囊状结构，大约在第 22d，原始咽两侧的间充质迅速增生，由头端至尾端先后形成 6 对背腹走向且左右对称的弓状隆起，称鳃弓。与此同时，原始咽的内胚层向外侧膨出，形成 5 对咽囊（pharyngeal pouch），分别与 5 对鳃沟相对应。

第 1 对咽囊的外侧膨大，形成中耳鼓室，其顶部的鳃膜分化为鼓膜，鼓膜外侧为第 1 鳃沟形成的外耳道。该咽囊的内侧伸长，演化为咽鼓管。

第 2 对咽囊的外侧退化，内侧残留的浅窝演化为腭扁桃体。

第 3 对咽囊的腹侧上皮细胞增生，形成一对向尾侧生长的细胞索，其尾段在胸骨背侧合并，形成胸腺。背侧上皮细胞增生并随胸腺迁移至甲状腺背侧，形成下一对甲状旁腺。

第 4 对咽囊的腹侧退化；背侧上皮细胞增生并迁移至甲状腺背侧，形成上一对甲状旁腺。

第 5 对咽囊很小，形成一细胞团，称后鳃体（ultimobranchial body）。后鳃体的部分细胞迁入甲状腺原基，分化为甲状腺内的滤泡旁细胞。也有人认为，滤泡旁细胞来自神经嵴的外胚层细胞，并非来自后鳃体的内胚层细胞。

二、甲状腺的发生

胚胎第 4 周初，在原始咽底壁正中线相当于第 2、3 对鳃弓的平面上，上皮细胞增生，形成一伸向尾侧的盲管，即甲状腺原基，称甲状舌管（thyroglossal duct）。此盲管沿颈部正中线下伸至未来气管前方，末端向两侧膨大，形成左右两个甲状腺侧叶。甲状舌管的上段退化消失，其起始段的开口仍残留一浅凹，称盲孔（foramen caecum）。如果甲状舌管的上段退化不全，残留部分可形成囊肿。胚胎第 11 周时，甲状腺原基中出现滤泡，第 13 周初甲状腺开始出现分泌活动。

三、食管和胃的发生

食管由原始咽尾侧的一段原始消化管分化而来。胚胎第 4 周时，食管很短。随着颈的出现和心、肺的下降，食管也迅速增长，其表面上皮增生，由单层变为复层，致使管腔变窄，甚至闭锁。随着胚胎的发育，过度增生的上皮退化吸收，管腔重新出现，上皮仍保持为复层。上皮周围的间充质分化为食管壁的结缔组织和肌肉组织。

胚胎发育至第 4 周，在前肠尾端出现一前后略凸、左右稍扁的梭形膨大，这就是胃的原基。起初，胃原基紧靠原始横膈下方，其背系膜短，腹系膜长。之后，随着咽和食管的伸长，胃也向尾侧移动，其背侧缘生长迅速，形成胃大弯；腹侧缘生长缓慢，形成胃小弯。胃大弯的头端膨出，形成胃底。由于胃背系膜发育为突向左侧的网膜囊，致使胃大弯由背侧转向左侧，胃小弯由腹侧转向右侧，使胃沿胚体纵轴向右旋转 90°。由于肝的增大，胃的头端被推向左侧；由于十二指肠的固定，胃的尾端被固定于腹后壁上。结果，胃由原来的垂直方位变成了由左上至右下的斜行方位。

四、肠的发生

胚胎第 4 周时，随着胃原基的出现，肠管的起始端被确定。肠起初为一条与胚体长轴平行的直管，肠的头侧部（即十二指肠），由于其背系膜与腹后壁融合而被固定，其他部分的背系膜则随着肠管的生长而增长。肠的腹系膜很早即全部退化消失。由于肠的增长速度远比胚体快，致使肠管形成一凸向腹侧的“U”形弯曲，称中肠袢（midgut loop）。中肠袢顶连卵黄蒂，分为头支和尾支，尾支出现盲肠突，为盲肠和阑尾的原基，中肠袢突入脐腔，形成胚胎时期的生理性脐疝，肠袢在脐腔中继续增长的同时，以肠系膜上动脉为轴心逆时针方向旋转 90°，致使肠袢由矢状方向转向水平方向，即头支从胚体上方转至右侧，尾支从下方转至左侧，并出现一囊状突起，为盲肠始基。胚胎第 10 周时，由于中肾萎缩、肝生长减缓和腹腔的增大，肠袢开始从脐腔退回腹腔，脐腔随之闭锁。在肠袢退回腹腔时，头支在先，尾支在后，并且逆时针方向再旋转 180°，使头支转至左侧，尾支转至右侧。肠袢通过增长、定向旋转和退回腹腔，为建立正常的解剖方位和毗邻关系奠定了基础。在肠袢退回腹腔的初期，空肠和回肠位居腹腔中部；盲肠位置较高，在肝的下方；结肠前段横过十二指肠腹侧，后段被推向左侧，成为降结肠。之后，盲肠从肝下方下降至右髂窝，升结肠随之形成，盲肠始基的远侧萎缩退化，形成阑尾。降结肠尾段移向中线，形成乙状结肠。

直肠和肛管是泄殖腔分隔、分化的产物。泄殖腔（cloaca）是后肠末端的膨大部分，腹侧与尿囊相连,尾端由泄殖腔膜封闭。胚胎第6~7周,尿囊起始部分与后肠之间的间充质增生,形成一镰刀状隔膜突入泄殖腔内,称尿直肠隔(urorectal septum)。此隔迅速增长,并与泄殖腔膜相连,于是泄殖腔被分隔为背腹两份。腹侧称尿生殖窦(urogenital sinus),主要分化为膀胱和尿道;背侧为原始直肠,分化为直肠和肛管上段。泄殖腔膜也被分为背腹两份,腹侧称尿生殖膜(urogenital membrane),背侧称肛膜(anal membrane)。肛膜外周为一浅凹,称肛凹(anal pit)。肛膜破裂吸收后,消化管尾端与外界相通,肛凹加深,并演变为肛管的下段。肛管上段的上皮来自内胚层,下段的上皮来自外胚层,两者之间的分界线称齿状线。

五、肝和胆的发生

胚胎发育至第4周初,前肠末端腹侧壁上皮增生,形成一个向外突出的囊状突起,称肝憩室(hepatic diverticulum),是肝与胆的原基。肝憩室膨大,由原始横膈分为头、尾两支。头支较大且生长迅速,其上皮细胞增殖,形成许多细胞索并分支吻合为肝索。肝索上下叠加,形成肝板。肝板围绕中央静脉呈放射状排列,形成肝小叶。肝板最初由2~3层肝细胞组成,胎儿后期逐渐变为单层肝细胞。胚胎第2个月,肝细胞之间形成胆小管,内胚层上皮也相继形成肝内胆管。原始横膈中的间充质分化为肝内结缔组织和肝被膜。

胚胎第6周,造血干细胞从卵黄囊壁迁入肝,并开始造血,主要产生红细胞,也可产生部分粒细胞和巨核细胞。第3个月,肝细胞开始分泌胆汁。第6个月后,肝内造血组织逐渐减少,出生前肝基本停止造血。

肝憩室的尾支发育为胆囊(gall bladder)和胆囊管(cystic duct),肝憩室的根部发育为总胆管。由于上皮的过度增生,胆囊管和总胆管的管腔一度消失,随着腔内上皮细胞的退化吸收,管腔重新出现。最初,总胆管开口于十二指肠的腹侧壁,随着十二指肠的转位及右侧壁的发育快于左侧壁,总胆管的开口逐渐移至十二指肠的背内侧,并与胰腺导管合并后共同开口于十二指肠。

六、胰腺的发生

胰腺来源于两个原基,即背胰芽(dorsal pancreatic bud)和腹胰芽(ventral pancreatic bud)。胚胎第4周末,在前肠末端腹侧靠近肝憩室的尾缘,内胚层上皮增生,形成腹胰芽。背胰芽由腹胰芽对侧的上皮增生而成,位置稍高,体积略大。背、腹两个胰芽的上皮细胞不断增生并反复分支,其末端形成腺泡,与腺泡相连的各级分支形成各级导管,于是由背、腹两个胰芽分化成了背胰(dorsal pancreas)和腹胰(ventral pancreas)。在背胰和腹胰的中轴线上均有一条贯穿腺体全长的总导管,分别称背胰管和腹胰管。由于胃和十二指肠方位的变化和肠壁的不均等生长,致使腹胰和腹胰管的开口转至背侧,并与背胰融合,形成一个单一的胰腺。腹胰构成胰头的下份,背胰构成胰头上份、胰体和胰尾。腹胰管与背胰管远侧段通连,形成胰腺的主胰导管,与总胆管汇合后共同开口于十二指肠乳头。背胰管的近侧段或退化或形成副胰导管,开口于十二指肠副乳头。在胰腺原基的分化过程中,上皮细胞索中的部分细胞脱离细胞索,形成孤立存在的细胞团,由此分化为胰岛,并于胚胎第5个月开始分泌胰岛素等。

七、消化系统的常见畸形

（一）甲状舌管囊肿

连接舌与甲状腺的甲状舌管通常都会全部退化消失，如果未完全退化，残存部分便形成小的囊肿，并可随吞咽活动而上下移动，即甲状舌管囊肿（thyroglossal cyst）。如果甲状舌管全部残存，便可在舌与甲状腺之间有一条细管相连。

（二）消化管闭锁或狭窄

在消化管的发生过程中，管壁上皮细胞在一定时期过度增生，致使消化管某部的管腔闭锁或狭窄。之后，过度增生的细胞发生程序性死亡，上皮变薄，狭窄或闭锁的管腔随之恢复正常。如果过度增生的上皮不发生程序性死亡，上皮不再变薄，就会形成消化管某段的闭锁或狭窄。常见于食管和十二指肠。

（三）回肠憩室

回肠憩室又称**麦克尔憩室**（Meckel diverticulum），是距回盲部 40～50cm 处回肠壁上的一个小的囊状突起，有的在其顶端尚有一纤维索连于脐。这种畸形是由于卵黄蒂退化不全引起的。患者多无症状，但在感染时可出现腹痛等病症，偶尔可引起肠梗阻。

（四）脐瘘

脐瘘（umbilical fistula）是由于卵黄蒂未退化，以致在肠与脐之间残存一瘘管。当腹压增高时，粪便可通过瘘管从脐部溢出。

（五）先天性脐疝

先天性脐疝（congenital umbilical hernia）是由于脐腔未能闭锁所致。表现为在胎儿出生时，脐带剪断后，脐部仍留有一腔与腹腔相通。当腹内压增高时，肠管便从脐部膨出，甚至造成嵌顿疝。

（六）先天性无神经节性巨结肠

先天性无神经节性巨结肠（congenital aganglionic megacolon）又称 Hirschsprung 病，多见于乙状结肠。由于神经嵴细胞未能迁至该处肠壁中，致使壁内副交感神经节细胞缺如，肠壁收缩无力，肠腔内容物不能很好地排出，而导致肠管扩大。

（七）肛门闭锁

肛门闭锁（imperforate anus）有时是由于肛膜未破所致，有时因肛凹未能与直肠末端相通引起，肛管上皮过度增生后未能再度吸收也可引起此种畸形。这种畸形常常伴有直肠阴道瘘或直肠尿道瘘。

（八）肠袢转位异常

当肠袢从脐腔退回腹腔时，应发生逆时针方向旋转 180°。如果未发生旋转，或转位不全，或反向转位，就会形成各种各样的消化管异位，并且常常伴有肝、脾、胰，甚至心、肺的异位。

（九）胆管闭锁

在肝、胆的发生中，肝内外形成连贯的胆汁排放管道。如果肝内胆管不通，称肝内胆管闭锁（intrahepatic biliary atresia）；如果肝外胆管不通，称肝外胆管闭锁（extrahepatic biliary atresia）。由于胆汁不能排放，便出现先天性新生儿阻塞性黄疸。

（十）环状胰

由于腹胰移位及与背、腹两胰融合过程发生异常，形成环绕十二指肠的环形胰腺，称环状胰(annular pancreas)。环状胰可压迫十二指肠和总胆管,甚至引起十二指肠梗阻。

消化系统除上述常见畸形外,还有一些少见或罕见畸形,如腹裂、双胆囊、无胆囊、肝下盲肠、肝下阑尾、肝囊肿等。

第六节　复习思考题

一、概念

1. 胰岛

2. 肝血窦

3. 肝小叶

4. 麦克尔憩室

5. 先天性脐疝

二、思考题

1. 试述肝小叶的结构。

2. 试述胰腺的结构和功能。

3. 简述肠的发生。

(孙伟力)

第十五章 呼吸系统及发生

> **重点**
> - 气管和主支气管的分层结构，上皮的细胞构成和功能
> - 肺的一般结构，导气部与呼吸部
> - 肺小叶的概念
> - 肺泡上皮，气-血屏障，肺巨噬细胞
> - 肺导气部管壁的结构演变
>
> **难点**
> - 肺泡的微细结构及功能
> - 气-血屏障的微细结构和生理功能

呼吸系统（respiratory system）包括鼻、咽、喉、气管、主支气管和肺。从鼻腔到肺内的终末细支气管司传导气体，为导气部；从肺内的呼吸性细支气管至末端的肺泡，是气体交换的部位，为呼吸部。

第一节 鼻 腔

鼻是气体进入肺的入口，也是嗅觉器官。鼻腔（nasal cavity）内表面为黏膜，由上皮和固有层结缔组织构成；黏膜深部与软骨膜、骨膜或骨骼肌相连。根据结构和功能的不同，鼻黏膜可分为前庭部、呼吸部和嗅部。

一、前庭部

前庭部（vestibular region）为鼻腔入口处，邻近外鼻孔，是鼻翼内表面的部分。黏膜为未角化的复层扁平上皮，近外鼻孔处与皮肤的表皮相移行。此处生有鼻毛，可阻挡吸入气体中的尘埃颗粒。固有层为细密结缔组织，含有毛囊、皮脂腺和汗腺。黏膜深层与鼻的软骨膜相连。

二、呼吸部

呼吸部（respiratory region）占鼻黏膜的大部分，因血管丰富而呈粉红色，包括下鼻甲、中鼻甲、鼻道及鼻中隔中下部的黏膜。黏膜表面覆盖假复层纤毛柱状上皮，含有较多杯状细胞，基膜较厚。纤毛柱状上皮的纤毛向咽部摆动，将黏着的细菌及尘埃颗粒推向咽部，经口

腔咳出。固有层为疏松结缔组织,内有黏液性腺、浆液性腺和混合性腺,以及丰富的静脉丛与淋巴组织。腺分泌物与上皮内杯状细胞分泌物共同形成黏液层覆盖于黏膜表面。固有层含有丰富的静脉丛和淋巴组织,其深部与骨膜相连。其内的静脉丛可加温吸入的空气,同时也是损伤时容易出血的原因。

三、嗅部

嗅部(olfactory region)位于鼻中隔上部、上鼻甲及鼻腔顶部。黏膜呈浅黄色,由上皮和固有层组成。人嗅部黏膜面积约为$2cm^2$,嗅上皮比呼吸部上皮略厚,由假复层柱状上皮构成,含有嗅细胞、支持细胞和基细胞(图15-1)。狗的嗅部黏膜面积约为$100cm^2$,故其嗅觉发达。

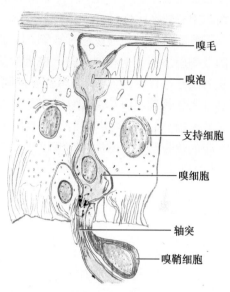

图 15-1　嗅部黏膜上皮细胞超微结构模式图
(绘图:深圳大学2016级临床医学专业　岳丽)

(一)嗅细胞

嗅细胞(olfactory cell)呈梭形,夹在支持细胞之间,为双极神经元,是体内唯一存在于上皮中的感觉神经元。细胞核居中,染色较浅,树突细长,伸到上皮游离面,末端膨大呈球状,称嗅泡。从嗅泡发出10~30根较长的嗅毛。嗅毛属于纤毛,但由于其内含的微管主要为单微管,故不能摆动,而是倒伏浸埋于上皮表面的嗅腺分泌物中,常向一侧倾倒,可感受气味物质的刺激。在轴突穿过上皮基膜进入固有层时,被一种称为嗅鞘细胞(olfactory unsheathing cell,OECs)的神经胶质细胞包裹,构成无髓神经纤维,并组成嗅神经。嗅毛为嗅觉感受器,其细胞膜内有多种受体,分别接受不同化学物质的刺激,使嗅细胞产生冲动并传入中枢,产生嗅觉。

(二)支持细胞

支持细胞数目最多,呈高柱状,顶部宽大,基部较细,游离面有许多微绒毛。细胞核较深,卵圆形,位于胞质上部,胞质内可见黄色色素颗粒。细胞侧面与嗅细胞构成连接复合体。起支持和分隔嗅细胞的作用,相当于神经胶质细胞。

(三)基细胞

基细胞(basal cell)呈圆形或锥形,位于上皮基底部,是一种干细胞,可增殖分化为嗅细胞和支持细胞。

嗅黏膜固有层为薄层结缔组织,其深部与骨膜相连,富含血管、淋巴管和神经,并有许多浆液性嗅腺(olfactory gland),其导管细而短,腺泡分泌物经导管排出至上皮表面,可溶解有气味的物质,刺激嗅毛,引起嗅觉。嗅腺不断分泌浆液,可清洗上皮表面,保持嗅细胞感受刺激的敏感性。

第二节　喉

喉（larynx）连接咽和气管，具有通气和发声两种功能。喉以软骨为支架，软骨之间以韧带和肌肉相连。会厌表面为黏膜，内部为会厌软骨（弹性软骨）。会厌舌面及喉面上部的黏膜上皮为复层扁平上皮，内有味蕾，喉面基部为假复层纤毛柱状上皮。固有层的疏松结缔组织中有较多弹性纤维，并有混合性腺和淋巴组织。

喉的侧壁黏膜形成两对皱襞，上为室襞，下为声襞，二者之间为喉室。室襞与喉室的黏膜及黏膜下层结构相似。其上皮为假复层纤毛柱状上皮，夹有杯状细胞。固有层和黏膜下层为疏松结缔组织，含有许多混合性腺和淋巴组织。声襞即声带，其较薄的游离缘为膜部，基部为软骨部。膜部覆有复层扁平上皮，固有层较厚，大量弹性纤维与表面平行排列，形成了致密板状结构，称声韧带。固有层下方的骨骼肌为声带肌。声带振动主要发生在膜部。声带的软骨部黏膜结构与室襞相仿。

第三节　气管与主支气管

一、气管

气管和支气管为肺外的气体通道，管壁由内向外依次分为黏膜、黏膜下层和外膜三层（图 15-2）。

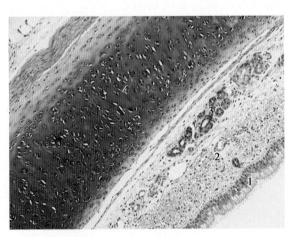

1- 上皮；2- 固有层；3- 腺体；4- 透明软骨。
图 15-2　气管壁光镜图（×200）

（一）黏膜

由上皮和固有层组成。上皮为假复层纤毛柱状上皮，由纤毛细胞、杯状细胞、刷细胞、基细胞和小颗粒细胞组成（图 15-3）。

1. 纤毛细胞（ciliated cell）　数量最多，细胞体呈柱状，游离面有密集的纤毛，纤毛向咽部快速摆动，将黏液及其黏附的尘埃、细菌等推向咽部咳出，净化吸入的空气。纤毛细胞具有清除异物和净化空气的功能。吸烟或患有慢性支气管炎时，可使纤毛减少、变形、膨胀或消失。

2. 杯状细胞（goblet cell） 较多，形态与肠道杯状细胞相同，散在于纤毛细胞之间。分泌的黏蛋白与混合性腺的分泌物在上皮表面构成黏液性屏障，可黏附空气中的异物颗粒，溶解吸入的二氧化硫有毒气体。

3. 刷细胞（brush cell） 呈柱状，是无纤毛的柱状细胞，游离面有排列整齐的微绒毛，形如刷状。细胞质内含有丰富的粗面内质网，无分泌颗粒。刷细胞的功能尚未定论。有报道，在刷细胞基部有与感觉神经末梢形成的突触，故认为刷细胞可能有感受刺激的作用。

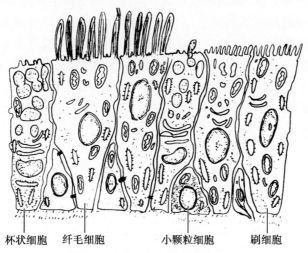

杯状细胞　纤毛细胞　　　小颗粒细胞　　　刷细胞

图 15-3　气管上皮超微结构模式图
（绘图：深圳大学 2016 级临床医学专业　岳丽）

4. 小颗粒细胞（small granule cell） 数量少，锥形，单个或成团分布在上皮深部，胞质内有许多分泌颗粒，含 5- 羟色胺等物质，可调节呼吸道平滑肌的收缩和腺体的分泌。

5. 基细胞 呈锥形，位于上皮深部，细胞矮小，细胞顶部未达上皮游离面。基细胞是一种干细胞，可增殖分化为上皮中其他各类细胞。

上皮与固有层之间，在光镜下可见明显的基膜，是气管上皮的特征之一。固有层结缔组织中有较多弹性纤维，也常见淋巴组织，具有免疫防御功能。其中的浆细胞与上皮细胞联合分泌 SIgA，释放入管腔，对细菌、病毒有杀灭作用。

（二）黏膜下层

为疏松结缔组织，与固有层和外膜无明显界限。黏膜下层含有血管、淋巴管、神经和较多混合性气管腺。气管腺的黏液性腺泡所分泌的黏液与杯状细胞分泌的黏液共同形成较厚的黏液层，覆盖在黏膜表面；气管腺的浆液性腺泡分泌的稀薄液体，位于黏液层下方，有利于纤毛的正常摆动。黏膜下层内还有弥散淋巴组织和淋巴小结。

（三）外膜

较厚，主要含 16～20 个 C 字形透明软骨环，软骨环之间以弹性纤维构成的膜状韧带连接，它们共同构成管壁的支架，使气管保持通畅并具有一定的弹性。软骨环的缺口处为气管后壁，内有弹性纤维组成的韧带和平滑肌束。咳嗽反射时平滑肌收缩，使气管腔缩小，有助清除痰液。

二、主支气管

主支气管壁的结构与气管相似，随着管腔变小，管壁变薄，三层分界不明显；环状软骨逐渐变为不规则的软骨片，而平滑肌纤维逐渐增多，呈螺旋形排列。

第四节　肺

肺（lung）表面被覆浆膜，即胸膜脏层。浆膜深层的结缔组织深入肺内，将肺分成许多小叶。肺组织可分实质和间质两部分。实质包括肺内支气管的各级分支及其终末的大量肺泡，间质即肺内结缔组织及其中的血管、淋巴管和神经等。支气管由肺门进入肺内分支为叶支气管，左肺2支，右肺3支。叶支气管继而分支为段支气管。段支气管反复分支依次为小支气管、细支气管和终末细支气管。终末细支气管再继续分支为呼吸性细支气管、肺泡管、肺泡囊和肺泡。从主支气管（第1级）至肺泡大约有24级分支。主支气管经肺门进入肺内，顺序分支为叶支气管（第2级）、段支气管（第3～4级）、小支气管（第5～10级）、细支气管（第11～13级）、终末细支气管（第14～16级）、呼吸性细支气管（第17～19级）、肺泡管（第20～22级）、肺泡囊（第23级）和肺泡（第24级）。因主支气管在肺内反复分支呈树枝状，故称支气管树（bronchial tree）。其中，从叶支气管到终末细支气管为肺的导气部，呼吸性细支气管以下各段均出现了肺泡，为肺的呼吸部。每一细支气管连同它的分支和肺泡，组成一个**肺小叶**（pulmonary lobule）（图15-4）。肺小叶是肺的结构单位，呈锥形，尖朝向肺门，底向肺表面，小叶之间有结缔组织间隔，在肺表面可见肺小叶底部轮廓，直径为1～2.5cm。每页肺有50～80个肺小叶。临床上小叶性肺炎系指肺小叶范围内的炎性病变。

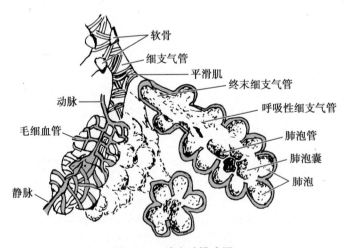

图 15-4　肺小叶模式图
（绘图：深圳大学2017级临床医学专业　王玺）

一、肺导气部

肺导气部的各段管道随支气管分支，管径逐渐变小，管壁变薄，结构发生相应变化。

（一）叶支气管至小支气管

管壁结构与主支气管相似，但随管径变小，管壁变薄，三层分界不明显。上皮仍为假复层纤维柱状，但逐渐变薄；杯状细胞、腺体和软骨片都逐渐减少；平滑肌纤维相对增多，呈现为不成层的环形平滑肌束（图15-4，图15-5，图15-6）。主要结构变化如下：

1. 黏膜上皮 为假复层纤毛柱状上皮，随管径变细，上皮由高变低，杯状细胞逐渐减少。

2. 固有层 变薄，其外侧出现少量环形平滑肌束。

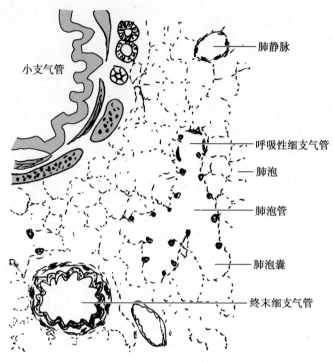

图 15-5 肺模式图

（绘图：深圳大学 2017 级临床医学专业 王玺）

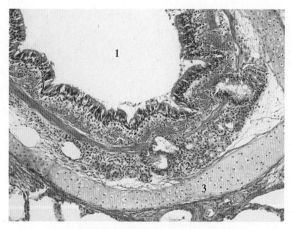

1- 小支气管；2- 混合性腺体；3- 软骨片。

图 15-6 小支气管光镜图（×200）

3．黏膜下层　腺体逐渐减少。

4．外膜　结缔组织内的软骨由软骨环变为不规则的软骨片。

（二）细支气管

细支气管（bronchiole）的管径约为1.0mm，黏膜上皮由起始段的假复层纤毛柱状上皮逐渐变为单层柱状纤毛上皮，杯状细胞、腺体和软骨片很少或消失，环形平滑肌更为明显，黏膜常形成皱襞（图15-7）。

（三）终末细支气管

终末细支气管（terminal bronchiole）的上皮为单层柱状，杯状细胞、腺体和软骨片全部消失，有完整的环形平滑肌（图15-8）。细支气管和终末细支气管壁中的环形平滑肌可在自主神经的支配下收缩或舒张，调节进入肺小叶的气流量。终末细支气管上皮中的主要细胞为无纤毛的克拉拉细胞（Clara cell），这种细胞在小支气管就已出现，然后逐渐增多。克拉拉细胞游离面略高于纤毛细胞，细胞为柱状，游离面呈圆顶状凸向管腔，胞质染色浅（图15-9）；电镜下，其顶部胞质内有较多低电子密度的分泌颗粒。克拉拉细胞分泌物稀薄，含有蛋白水解酶，可分

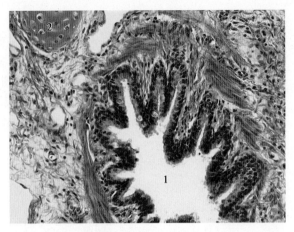

1- 细支气管；2- 软骨片。

图 15-7　细支气管光镜图（×400）

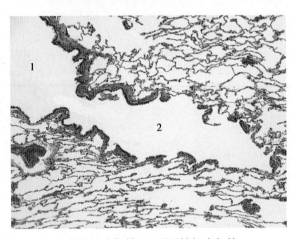

1- 终末细支气管；2- 呼吸性细支气管。

图 15-8　终末细支气管及呼吸性细支气管光镜图（×400）

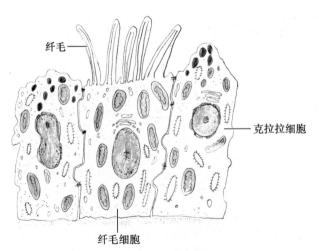

纤毛

克拉拉细胞

纤毛细胞

图 15-9　克拉拉细胞模式图

（绘图：深圳大学 2016 级临床医学专业　岳丽）

解管腔中的黏液，降低分泌物的黏稠度，利于其被排除。克拉拉细胞内尚有较多的氧化酶系，可对吸入的毒物或某些药物进行生物转化和解毒。上皮损伤时，克拉拉细胞可增殖分化为纤毛细胞。

二、肺呼吸部

肺的呼吸部是呼吸系统完成气体交换功能的重要部位，其各部组织结构的共同特点是出现肺泡（图 15-13）。

（一）呼吸性细支气管

呼吸性细支气管（respiratory bronchiole）是终末细支气管的分支。每个终末细支气管可分支形成 2～3 个呼吸性细支气管，它的管壁结构与终末细支气管结构相似，但管壁上连着少量肺泡，肺泡开口于管腔，故具有换气功能（图 15-8）。呼吸性细支气管的上皮为单层立方上皮，包括克拉拉细胞和少许纤毛细胞，上皮下有少量环形平滑肌纤维。在肺泡开口处，单层立方上皮移行为单层扁平上皮。上皮外层有少量环形平滑肌和弹性纤维。

（二）肺泡管

肺泡管（alveolar duct）是呼吸性细支气管的分支，每个呼吸性细支气管分支形成 2～3 个肺泡管。肺泡管与大量肺泡相连，肺泡开口于管腔，管壁自身结构很少，仅在相邻肺泡开口之间保留少许，故在切片上呈现为一系列相邻肺泡开口之间的结节状膨大。膨大表面覆有单层立方或扁平上皮，内部有被横切的环行平滑肌束（图 15-10）。

（三）肺泡囊

肺泡囊（alveolar sac）与肺泡管相连，每个肺泡管分支形成 2～3 个肺泡囊。肺泡囊是由许多肺泡共同开口而围成的囊腔。相邻肺泡开口之间没有环形平滑肌束，仅有少量结缔组织，故切片中无结节状膨大（图 15-10）。

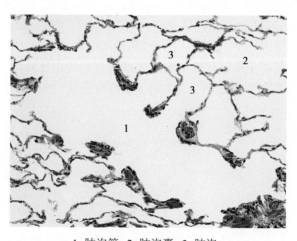

1- 肺泡管；2- 肺泡囊；3- 肺泡。

图 15-10　肺泡管、肺泡囊及肺泡光镜图

（四）肺泡

肺泡（pulmonary alveolus）是肺支气管树的终末部分，为半球形的小囊，直径约 200μm，开口于肺泡囊、肺泡管或呼吸性细支气管，是肺进行气体交换的部位，构成肺的主要结构。

成人肺约有 3 亿～4 亿个肺泡，总表面积可达 70～80m^2，吸气时总表面积可达 140m^2。肺泡壁很薄，由单层肺泡上皮和基膜组成。相邻肺泡之间有少量结缔组织，称肺泡隔，内含丰富的毛细血管和弹性纤维（图 15-10，图 15-11）。

1. 肺泡上皮　由Ⅰ型肺泡细胞和Ⅱ型肺泡细胞组成。

（1）Ⅰ型肺泡细胞（type Ⅰ alveolar cell）：覆盖了肺泡约 95% 的表面积，是进行气体交换的部位。细胞扁平，细胞含核部分较厚并向肺泡腔内突出，细胞质菲薄，厚约 0.2μm，于光镜下难辨认，参与气 - 血屏障。电镜下，胞质中可见较多的小泡，内有细胞吞入的微小粉尘和表面活性物质，小泡能将它们转运到间质内清除。肺泡上皮细胞之间均有紧密连接和桥粒，以防止组织液向肺泡内渗入。Ⅰ型肺泡细胞无增殖能力，损伤后由Ⅱ型肺泡细胞增殖分化补充。

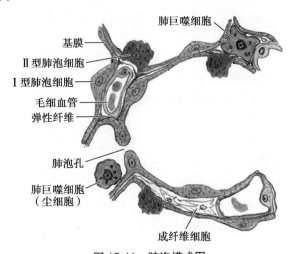

图 15-11　肺泡模式图

（绘图：深圳大学 2016 级临床医学专业　岳丽）

（2）Ⅱ型肺泡细胞（type Ⅱ alveolar cell）：位于Ⅰ型肺泡细胞之间，覆盖肺泡表面积约 5%。细胞呈立方形或圆形，顶端突入肺泡腔。细胞核圆形，细胞质着色浅，呈泡沫状。电镜下，其胞质富含线粒体和溶酶体，有较发达的粗面内质网和高尔基复合体，核上方有较多高电子密度的分泌颗粒，因颗粒内含同心圆或平行排列的板层状结构，故称板层小体（lamellar body）（图 15-12）。小体内的主要成分为磷脂，主要是二棕榈酰卵磷脂，此外还有糖胺聚糖及蛋白质等。细胞将颗粒内容物释放后，在肺泡上皮表面铺展形成一层薄膜，称**表面活性物质**（surfactant），有降低肺泡表面张力，稳定肺泡大小的重要作用。呼气时肺泡缩小，表面活性物质密度增加，降低了表面张力，可防止肺泡塌陷；吸气时肺泡扩大，表面活性物质密度减小，肺泡回缩力增大，可防止肺泡过度膨胀。表面活性物质由Ⅱ型肺泡细胞不断产生，经Ⅰ型肺泡细胞吞饮转运，保持不断更新。Ⅱ型肺泡细胞有分裂、增殖和分化为Ⅰ型肺泡细胞的潜能。

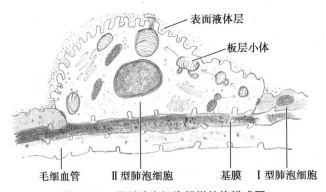

图 15-12　Ⅱ型肺泡细胞超微结构模式图

（绘图：深圳大学 2016 级临床医学专业　岳丽）

表面活性物质的缺乏或变性均可引起肺不张，过度通气可造成表面活性物质缺乏；吸入毒气可直接破坏表面活性物质。某些早产儿或新生儿可因先天缺陷致Ⅱ型肺泡细胞发育不良，表面活性物质合成和分泌障碍，使肺泡表面张力增大，致使婴儿出生后肺泡不能扩张，呼吸困难，出现新生儿呼吸窘迫综合征，以致夭折。

2. 肺泡隔（alveolar septum）　是相邻肺泡之间的薄层结缔组织，属于肺间质。肺泡隔内有密集的连续毛细血管和丰富的弹性纤维，其弹性起回缩肺泡的作用。倘若弹性纤维退化变性或受炎症病变破坏，肺泡弹性会减弱，影响肺的气体交换功能，导致肺气肿。肺泡隔内还有成纤维细胞、肺巨噬细胞、浆细胞、肥大细胞、毛细淋巴管和神经纤维。

3. **肺泡孔**（alveolar pore）　是相邻肺泡之间气体流通的小孔，直径 $10\sim15\mu m$，一个肺泡壁上可有一至数个，可均衡肺泡间气体的含量，是相邻肺泡间的气体通路。当某个终末细支气管或呼吸性细支气管阻塞时，肺泡孔起侧支通气作用，防止肺泡萎陷。但在肺部感染时，肺泡孔也是炎症蔓延的途径。

4. **气 - 血屏障**（blood-air barrier）　是肺泡腔内的 O_2 与肺泡隔毛细血管内血液携带的 CO_2 之间进行气体交换所通过的结构，包括肺泡表面活性物质层、Ⅰ型肺泡细胞与基膜、薄层结缔组织、毛细血管基膜与内皮。有的部位无结缔组织，两层基膜融合。气 - 血屏障很薄，总厚度为 $0.2\sim0.5\mu m$，有利于气体迅速交换。当肺纤维化或肺水肿时，导致气 - 血屏障增厚，使肺气体交换功能障碍。

三、肺间质和肺巨噬细胞

肺内结缔组织及其中的血管、淋巴管和神经构成肺的间质。肺间质主要分布于支气管树的周围，随支气管树分支增加，间质逐渐减少。肺间质的组成与一般疏松结缔组织相同，但有较多的弹性纤维和巨噬细胞。

肺巨噬细胞（pulmonary macrophage）来源于血液单核细胞，数量较多，广泛分布于间质内，细支气管以下的管道周围及肺泡隔内更多，也可游走进入肺泡腔。肺巨噬细胞有十分活跃的吞噬、免疫和产生多种生物活性物质的功能，起重要防御作用。肺巨噬细胞吞噬了大量进入肺内的尘埃颗粒后，称尘细胞（dust cell）。在心力衰竭导致肺瘀血时，大量红细胞穿过毛细血管壁进入肺间质内，被肺巨噬细胞吞噬，此时肺巨噬细胞胞质中含有大量血红蛋白分解产物——含铁血红素颗粒，称为心衰细胞（heart failure cell）。

四、肺的血管、淋巴管和神经

肺的血液供应有两个来源，即肺动脉和支气管动脉。肺动脉是肺的功能血管，管径较粗，为弹性动脉。肺动脉从右心室发出，至肺门进入肺，其分支与各级支气管伴行直至肺泡隔内形成毛细血管网。毛细血管内的血液与肺泡进行气体交换后，汇入小静脉，小静脉行于肺小叶间结缔组织内而不与肺动脉的分支伴行，再汇集成较大的静脉后，才与支气管分支及肺动脉分支伴行，最终汇合成肺静脉出肺门回到左心房。支气管动脉是肺的营养血管，管径较细，为肌性动脉。该动脉发自胸主动脉或肋间动脉，与支气管伴行入肺，沿途在导气部各段管壁内分支形成毛细血管网，营养管壁组织。支气管动脉的终末分支主要分布于呼吸性细支气管周围，部分分支形成肺泡隔内毛细血管网，管壁内的毛细血管一部分汇入肺静脉，另一部分则形成支气管静脉，与支气管伴行出肺。支气管动脉的分支还供应肺淋巴结、浆膜、肺间质及血管壁。

肺内淋巴管分为深丛和浅丛两组。深丛分布于肺支气管树的管壁内、肺泡隔内及肺血管周围，最后汇合成几支淋巴管，伴随肺静脉向肺门方向走行，入肺门淋巴结。在走行中，深丛淋巴管和浅丛淋巴管有吻合，淋巴液可从前者流入后者；但不能逆流，因浅丛淋巴管内有瓣膜存在。

肺的传出神经纤维和传入神经纤维在肺门形成肺丛，神经纤维随支气管分支和血管分支入肺。传出神经纤维末梢分布于支气管树管壁的平滑肌、血管壁平滑肌和腺体。传出神经包括交感神经和副交感神经。交感神经为肾上腺素能神经，兴奋时，使支气管平滑肌弛缓、血管平滑肌收缩、抑制腺体分泌；副交感神经为胆碱能神经，兴奋时，使支气管平滑肌收缩、血管平滑肌松弛、腺体分泌增强。肺的传入神经纤维走行在迷走神经内，其末梢分布于支气管树管壁黏膜内、肺泡上皮及胸膜的结缔组织内，将肺内的刺激传入呼吸中枢。

第五节　呼吸系统的发生

呼吸系统喉以下部分的上皮均由原始消化管内胚层分化而来。在胚胎第 4 周约第 26 天，原始咽的底部正中发生一纵行浅沟称喉气管沟（laryngotracheal groove），此沟在原始咽的外表面相应地形成一嵴。喉气管沟逐渐加深，从外表面观察到的嵴就越来越明显，随着沟的加深，并从其尾侧逐步愈合，形成一长形盲囊，位于食管的腹侧称喉气管憩室（laryngotracheal diverticulum），它是形成喉、气管、支气管和肺的原基。喉气管憩室和食管两者间的间充质隔称为气管食管隔（tracheoesophageal septum）。喉气管通向咽，其开口处为喉口，是喉前庭的入口，喉气管及其周围的中胚层（间充质）共同形成喉气管和支气管及肺。

喉气管憩室的上端开口于咽的部分发育为喉，其余部分发育为气管。在胚胎第 4 周末，憩室的尾端继续增大的同时，末端膨大，并且分成左右两支称肺芽（lung bud），是支气管和肺的原基。肺芽连同周围的脏层间质分化为支气管及其肺内的分支，形状似树状。左肺芽分两支，右肺芽分三支，分别形成左肺和右肺的肺叶支气管。左肺芽比右肺芽略小，并较之右肺芽更偏向外侧，两侧肺芽在胚胎期的这种发生上的差异一直保留下来，因而异物较易进入右支气管。胚胎发育至第 6 个月时，肺内分支达 17 级左右；发育至第 7 个月时，肺泡数量增多，肺泡上皮形成 I 型肺泡细胞和 II 型肺泡细胞。肺泡壁上有丰富的毛细血管，若发生早产时可维持正常的呼吸功能。喉气管憩室和肺芽周围的间充质分化为喉、气管和各级支气管壁的结缔组织、软骨和平滑肌，并分化为肺内间质中的结缔组织。

呼吸系统常见的几种畸形包括：①气管食管瘘（tracheoesophageal fistula）：气管食管隔发育不良，气管与食管分隔不完全，两者间连着瘘管，其原因未明。②肺透明膜病（hyaline membrane disease）：因 II 型肺泡细胞分化不良，不能分泌表面活性物质，导致肺泡表面张力增大，胎儿出生后肺泡不能随呼吸运动而扩张，肺泡萎陷，间质水肿，肺泡上皮表面覆盖一层血浆蛋白膜。该病多见于早产儿，尤其是孕 28 周前的早产儿。③喉气管狭窄或闭锁：在喉和气管的发生过程中有一个管腔暂时闭塞而后又重新管腔化的过程。如果管腔重建过程受阻，就可能发生喉或气管狭窄（stenosis）或闭塞（atresia）。④肺不发生和肺发育不全：呼吸憩室尾端未分化成左右肺芽或左右肺芽未能继续发育，则会造成双侧或单侧肺缺如，称之为肺不发生（pulmonary agenesis）。若左右肺芽已形成，但在其后的发育过程中部分受阻，以致造成肺叶、肺段的缺失，或者支气管树已形成，但最终不能形成肺泡，则称之为肺发育不全（pulmonary hypoplasia）。⑤先天性肺囊肿（congenial cysts of lung）：为细支气管异常扩张而产生。患儿肺内可出现多个小囊肿或仅有一个或数个较大的囊肿，此病易致慢性肺部感染。

第六节　复习思考题

一、概念

1. 纤毛细胞
2. 小颗粒细胞
3. 肺小叶
4. 肺泡隔
5. 肺泡
6. Ⅰ型肺泡细胞
7. Ⅱ型肺泡细胞
8. 表面活性物质
9. 肺泡孔
10. 气-血屏障

二、思考题

1. 试述气管至肺内导气部的管壁结构变化规律。
2. 试述肺脏进行气体交换的结构基础。
3. 呼吸系统中有清除吸入尘埃和细菌功能的结构和细胞包括哪些？

（严　婧）

第十六章　泌尿系统及发生

> **重点**
> - 肾单位的组成、分布、光镜结构、超微结构和功能
> - 致密斑的结构特点和功能
> - 肾的发生
>
> **难点**
> - 肾小管各段细胞的光镜结构区别
> - 滤过屏障的结构和组成

　　肾被膜为致密结缔组织，实质分为皮质和髓质，后者由 10～18 个肾锥体构成。肾锥体尖端钝圆，突入肾小盏内，称为肾乳头，连通乳头管；底端与皮质相连，自底部深入皮质的辐射状条纹称髓放线（medullary ray），其间的皮质称皮质迷路（cortical labyrinth）。一条髓放线及其周围的皮质迷路构成肾小叶。一个肾锥体与相连的皮质组成肾叶。肾锥体间的皮质称肾柱（图 16-1）。

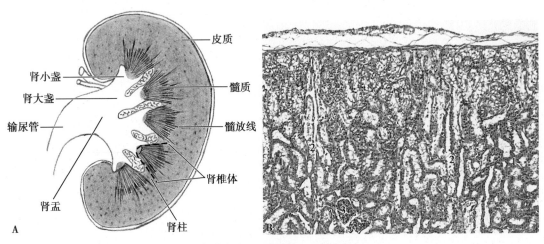

1- 皮质迷路；2- 髓放线；3- 肾小体。

图 16-1　肾冠状面模式图（A）及皮质光镜图（B）

（绘图：深圳大学 2016 级临床医学专业　岳丽）

　　肾实质由大量肾单位和集合管构成（图 16-2）。肾单位是形成尿液的基本单位，由肾小体和连通的肾小管构成。肾小管汇入集合管，二者统称泌尿小管。肾小体和肾小管的弯曲

部位于皮质迷路和肾柱内,肾小管的直行部分与集合管位于髓放线和肾锥体内。

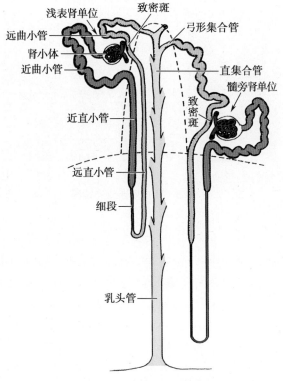

图 16-2　肾单位和集合管模式图

肾间质由结缔组织、血管和神经构成。

第一节　肾　单　位

肾单位(nephron)是肾的结构和功能单位,单肾约含 150 万个肾单位,与集合管共同行使泌尿功能。

肾小管起始段盘曲在肾小体附近,称近曲小管或近端小管曲部;直行进入髓放线或髓质的部分,称近直小管或近端小管直部;然后管径变细,称细段;管径增粗,称远直小管或远端小管直部,后三者构成 U 型髓袢(medullary loop)。远直小管离开髓放线或髓质,进入皮质迷路,盘曲于肾小体附近,称远曲小管或远端小管曲部,最终汇入髓放线内的集合管。

根据肾小体位置,肾单位分为浅表肾单位及髓旁肾单位。前者的肾小体位于皮质浅层和中层,体积小,髓袢短,约占肾单位的 85%,主要功能为形成尿液;后者的肾小体位于皮质深部,主要功能为浓缩尿液。

一、肾小体

肾小体(renal corpuscle)呈球形,直径约 200μm,由肾小囊和血管球构成,具有两个极,一端是微动脉出入处称血管极,对侧与近曲小管相连称尿极(图 16-3)。

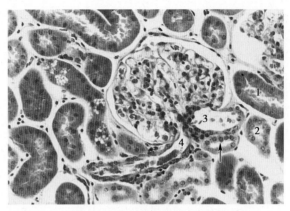

1- 近曲小管；2- 远曲小管；3- 入球微动脉；4- 出球微动脉；↑- 致密斑。

图 16-3　肾皮质迷路光镜图

（一）肾小球

肾小球（glomerulus）即血管球，是肾小囊中盘曲的毛细血管球（图 16-4）。

血管极处为入球微动脉，进入肾小囊后分成 4～5 支，每支再分出袢状毛细血管，吻合成网，并汇合于血管极附近离开肾小囊，即出球微动脉。

血管球本质上是动脉性毛细血管网，入球微动脉管径较粗，血压较高。

毛细血管直径为 50～100nm，多无隔膜。游离面的细胞富含唾液酸糖蛋白；基底面大部分区域覆盖基膜。基膜较厚，成人约 300nm，主要成分为 IV 型胶原蛋白、层粘连蛋白和蛋白多糖。IV 型胶原蛋白呈网状，连接其他糖蛋白，共同构成约 4～8nm 的分子筛，过滤血液。电镜下，内、外层薄而稀疏，中层厚而致密。

血管系膜（mesangium）：又称球内系膜，连接于血管球毛细血管之间，由球内系膜细胞和系膜基质组成。

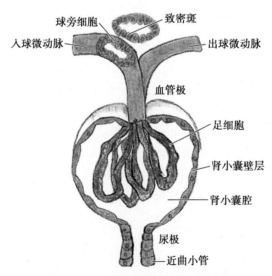

图 16-4　肾小体和球旁复合体模式图

（绘图：深圳大学 2016 级临床医学专业　岳丽）

球内系膜细胞（intraglomerular mesangial cell）：形态不规则，细胞突起伸入内皮与基膜之间；核染色较深，胞质含较发达的粗面内质网、高尔基复合体、溶酶体和吞噬体；细胞和突起内有微管、微丝和中间丝。作为一种特化的平滑肌细胞，它能合成基膜和系膜基质的成分、参与基膜的更新和修复，防止免疫复合体沉积，并可将其吞噬降解，维持基膜的通透性。

系膜基质位于系膜细胞之间，具有支持和滤过功能。

（二）肾小囊

肾小囊（renal capsule）外层（壁层）为单层扁平上皮细胞，在尿极处与近曲小管相连，在血管极处折返为肾小囊内层，两层间的腔隙为肾小囊腔，与近曲小管腔相通。

内层（脏层）为足细胞（podocyte），胞体较大，凸向肾小囊腔，核色浅。电镜下，从胞体发出粗大初级突起，与指状次级突起互相嵌合呈栅栏状，紧贴在毛细血管基膜外面，表面覆盖一层带负电荷的唾液酸糖蛋白。次级突起之间裂隙 25nm，称裂孔（slit pore），上面覆盖一层 4～6nm 的薄膜，称裂孔膜（slit membrane）；末端含较多微丝，收缩改变裂孔宽度，调节滤过率。

球内系膜细胞核染色最深，内皮细胞次之，足细胞最浅。足细胞参与基膜形成和更新，维持血管球形状。

（三）滤过屏障

血液流经血管球的毛细血管时，管内血压较高，血浆内部分物质经有孔内皮、基膜和足细胞裂孔膜滤入肾小囊腔，上述三层统称为**滤过屏障**（filtration barrier），又称滤过膜。

分子量 <70kD、直径 <4nm 的物质可通过滤过膜，尤其带正电荷的物质，如葡萄糖、多肽、尿素、电解质和水等。滤入肾小囊腔的滤液称原尿，与血浆成分相似，但不含大分子蛋白质。

成人双肾每天可形成 180L 原尿。若滤过膜受损，大分子蛋白质及血细胞等可通过滤过膜，出现蛋白尿和血尿。基膜内沉积物被清除，内皮细胞和足细胞重建新基膜，滤过膜功能恢复。

二、肾小管

肾小管（renal tubule）的管壁为单层上皮细胞，外层是基膜和少量结缔组织，具有重吸收原尿和排泄功能。

1. 近端小管　是肾小管最长最粗的一段，长约 14mm，约为肾小管总长的一半，管径 50～60μm，管腔不规则。包括近曲小管、近直小管。

（1）近曲小管（proximal convoluted tubule）：为立方或锥形上皮细胞，分界不清，胞体较大，胞质嗜酸性，核圆，位于基底部。上皮细胞腔面有刷状缘（brush border）（图 16-3）。

电镜下，刷状缘由大量微绒毛整齐排列构成，可以扩大游离面的表面积。刷状缘的细胞膜有丰富的碱性磷酸酶和 ATP 酶，参与重吸收。微绒毛基部间的胞膜凹陷，形成顶小管和顶小泡，吞饮原尿中的小分子蛋白质。顶小泡与溶酶体结合，降解吞饮物。细胞侧面的侧突相互嵌合而导致细胞界限不清。细胞基部质膜内褶发达，含大量纵行线粒体。侧突和质膜内褶扩大细胞侧面和基底面面积，利于重吸收物的排出。基部质膜内有丰富的 Na^+-K^+-ATP 酶（钠泵），将细胞内 Na^+ 泵出。

（2）近直小管：上皮细胞较矮，微绒毛、侧突和质膜内褶等结构不及近曲小管发达（图 16-5）。

上皮细胞间有紧密连接，但未完全封闭，对水和离子通透的阻力低，使其吸收功能好，原尿中几乎所有葡萄糖、氨基酸、蛋白质及大部分水、离子和尿素的重吸收都在此段；还分泌 H^+、NH_3、肌酐和马尿酸等，并转运和排出血液中的酚磺酞和青霉素等药物，上述药物可用于检测近端小管的功能。

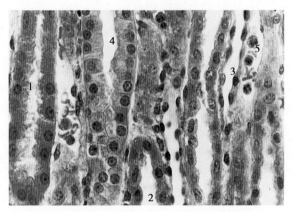

1- 近直小管；2- 远直小管；3- 细段；4- 直集合管；5- 毛细血管。

图 16-5　肾髓质光镜图

2．细段（thin segment）　管径细，为 $10\sim15\mu m$，利于水和离子通过。单层扁平上皮，核椭圆，核所在处突向管腔，胞质着色较浅，无刷状缘（图 16-5）。

3．远端小管　包括远直小管和远曲小管。管腔大而规则，为立方上皮细胞，比近端小管细胞小，核位于中央或靠近管腔，胞质染色较浅，游离面无刷状缘（图 16-5）。

（1）远直小管：直径约 $30\mu m$，电镜下，细胞表面有少量短小的微绒毛，质膜内褶发达，可达细胞顶部，基部质膜上有大量 Na^+-K^+-ATP 酶，主动向间质转运 Na^+。

（2）远曲小管（distal convoluted tubule）：直径 $35\sim45\mu m$，电镜下质膜内褶欠发达。主要功能是离子交换并维持体液的酸碱平衡，吸收水、Na^+ 并排出 K^+、H^+、NH_3 等。醛固酮能促进 Na^+ 重吸收和 K^+ 排出；抗利尿激素能促进对水的重吸收（图 16-3）。

三、集合管

集合管（collecting duct）全长为 $20\sim38mm$，分为弓形集合管、直集合管和乳头管三段。上皮细胞分界清楚，核圆，居中或靠近底部，胞质染色比远端小管浅，甚至清亮。电镜下，细胞器少，游离面仅少量短微绒毛、侧突和短小的质膜内褶。进一步重吸收水并交换离子，浓缩原尿，也受醛固酮和抗利尿激素调节；同时受心房钠尿肽调节，减少对水的重吸收，导致尿量增多。

弓形集合管很短，位于皮质迷路内，一端连接远曲小管；另一端在髓放线与直集合管相通。

直集合管在髓放线和肾锥体内下行至肾乳头，此过程有许多弓形集合管并入，成为乳头管，开口于肾小盏。直集合管的管径由 $40\mu m$ 增至 $200\sim300\mu m$，由单层立方上皮变为柱状上皮，再变为高柱状（乳头管）（图 16-5）。

综上，肾小体形成的原尿，经肾小管和集合管重吸收，绝大部分水、营养物质和无机盐入血，部分离子也进行交换；肾小管排出部分代谢产物，最终形成浓缩的终尿，经乳头管排入肾小盏，每天 1～2L，约占原尿的 1%。因此，肾在泌尿过程中排出了代谢废物、维持水盐平衡和内环境稳定。

四、球旁复合体

球旁复合体（juxtaglomerular complex），即肾小球旁器（juxtaglomerular apparatus），由球旁细胞、致密斑和球外系膜细胞构成，位于肾小体血管极，呈三角形，致密斑为底，入球微动脉和出球微动脉为边。

1. **球旁细胞**（juxtaglomerular cell）　入球微动脉近肾小体血管极处，管壁平滑肌细胞分化为上皮样细胞，即球旁细胞。细胞较大，呈立方形，核大而圆，胞质呈弱嗜碱性。电镜下，肌丝少，粗面内质网和高尔基复合体发达，有较多分泌颗粒，内含肾素。球旁细胞与血管内皮细胞无隔膜，利于分泌物释放入血。

肾素是一种蛋白水解酶，使血浆中血管紧张素原活化为血管紧张素Ⅰ，在肺血管内皮细胞转换酶作用下，进一步转变为血管紧张素Ⅱ。两种血管紧张素均可收缩血管平滑肌、升压，后者作用更强；刺激肾上腺皮质分泌醛固酮，促进 Na^+ 和水重吸收、血容量增大和升压。肾素-血管紧张素系统主要调节血压。

2. **致密斑**（macula densa）　近肾小体侧的远端小管形成的椭圆形斑。柱状上皮细胞排列紧密，胞质色浅，核椭圆形，位于细胞顶部。此处基膜多不完整，细胞基部有细小的分支突起，与球旁细胞和球外系膜细胞连接。

作为离子感受器，致密斑能敏锐地感受远端小管内 Na^+ 浓度变化，并影响球旁细胞的肾素分泌水平，调节 Na^+ 重吸收。

3. **球外系膜细胞**（extraglomerular mesangial cell）　球内、外系膜相连，两者细胞相似，与球旁细胞、球内系膜细胞均有缝隙连接，起信息传递的作用。

五、肾间质

肾间质主要指肾内的结缔组织、血管、神经等。从皮质到乳头部逐渐增多。

髓质中的成纤维细胞即间质细胞（interstitial cell），细胞呈不规则或星形，长轴与肾小管或集合管垂直，胞质内细胞器及脂质发达。可合成纤维和基质，并产生前列腺素，后者具有舒张血管、促进血流、加快重吸收水分的转运，及促进尿液浓缩的功能。

肾小管周围的血管内皮细胞产生促红细胞生成素，刺激骨髓中红细胞生成，因此，肾病晚期常伴发贫血。

六、肾的血液循环

肾动脉进入肾门后分为数支叶间动脉，在肾柱内上行至皮髓质交界处，横向分支为弓形动脉，再分为数支小叶间动脉，进入皮质迷路，可抵达被膜下形成毛细血管网。

小叶间动脉分出许多入球微动脉，在肾小体内形成血管球，再汇合成出球微动脉。浅表肾单位的出球微动脉离开肾小体后，在肾小管周围形成球后毛细血管网，并依次汇合成小叶间静脉、弓形静脉和叶间静脉，最后形成肾静脉出肾；髓旁肾单位的出球微动脉也形成球后毛细血管网，还分出直小动脉入髓质，折返为直小静脉，与直小动脉共同构成 U 形血管襻，与髓襻伴行。

鉴于肾功能，肾的血液循环特点如下。

（1）血流量大，流速快，约占心排血量1/4。由于肾动脉直接发自腹主动脉，短而粗；肾内血管较直，血液很快到血管球。

（2）90%的血液供应皮质，进入肾小体被滤过。

（3）入球微动脉较粗，血管球内压较高，利于滤过。入球微动脉分支成血管球，出球微动脉形成球后毛细血管网，血液在毛细血管网被滤过，球后毛细血管内的胶体渗透压增加，利于肾小管重吸收。

（4）髓质内的直小血管与髓袢并行，利于尿液的重吸收。

第二节　排尿管道

排尿管道包括输尿管、膀胱和尿道，组织结构均为三层，即黏膜、肌层和外膜，黏膜层由变移上皮和固有层结缔组织组织构成。

一、输尿管、膀胱和尿道的发生

第4～7周，泄殖腔被分割为背侧的原始直肠和腹侧的尿生殖窦，泄殖腔膜被分割为背侧的肛膜和腹侧的尿生殖窦膜。

尿生殖窦分为三段：上段较大，演变为膀胱，脐尿管演化为脐中韧带，上段与之相连；中段呈狭管状，演变成男性尿道前列腺部和膜部及女性尿道；下段演变成男性尿道海绵体部及女性阴道前庭。

输尿管开口于中肾管，开口以下的一段中肾管并入膀胱，最终，中肾管和输尿管都开口于膀胱。

二、输尿管、膀胱和尿道的畸形

1. 双输尿管（double ureter）　输尿管芽分支过早或同侧发生两个输尿管芽。双输尿管可诱导同侧形成双肾，分离或部分融合。

2. 脐尿瘘（urachal fistula）　脐尿管未闭锁，出生后尿液从脐部溢出，称脐尿瘘。仅脐尿管中段未闭锁且扩张，称脐尿囊肿。

3. 膀胱外翻（exstrophy of bladder）　尿生殖窦与表面外胚层间缺乏间充质，膀胱腹侧壁与脐下腹壁之间无肌肉发生，表皮和膀胱前壁破裂，膀胱黏膜外翻。

三、输尿管的组织结构

黏膜形成纵行皱襞，管腔横切面呈星形。变移上皮4～5层细胞，扩张后为2～3层；肌层上2/3段呈内纵、外环分布，下1/3段呈内纵、中环和外纵分布；外膜为疏松结缔组织。

四、膀胱

黏膜层仅膀胱三角处平滑，其余形成皱襞。膀胱空虚，变移上皮达8～10层细胞，表层盖细胞大，呈矩形；膀胱充盈，变移上皮为3～4层细胞，盖细胞被挤扁。电镜下，盖细胞游离面，细胞膜有内褶和囊泡，膀胱充盈时内褶展开；近游离面的胞质浓密，防止尿液侵蚀；

细胞间紧密连接极其发达,防止尿液中各种离子与组织内的水交换。

固有层含大量弹性纤维,肌层的平滑肌呈内纵、中环、外纵分布,环形肌在尿道内口处增厚为括约肌,各层肌纤维相互交错。

外膜主要为疏松结缔组织,仅膀胱顶部为浆膜。

第三节 肾脏的发生

肾脏的发生分三个阶段:前肾、中肾和后肾。

胚胎第4周初,间介中胚层头段呈节断性生长,即生肾节(nephrotome),会发育成前肾;尾段呈索状生长,即生肾索(nephrogenic cord)。第4周末,生肾索与体节分离,凸向胚内体腔,成为两条平行的纵行隆起,称尿生殖嵴(urogenital ridge),继而其上会出现一条纵沟,将其分为中肾嵴和生殖腺嵴,前者位于外侧,粗而长,会发育成中肾和后肾。

一、前肾

前肾(pronephros)于胚胎第4周开始发育。胚胎第4周初,生肾节内从头至尾会先后出现7～10对横行的细胞索,发育成小管,称前肾小管(pronephric tubule)。其内侧开口于胚内体腔,外侧联通于前肾管(pronephric duct)(见图16-3)。

人类的前肾无泌尿功能。第4周末,前肾开始退化,但前肾管大部分保留向尾部延伸。

二、中肾

第4周末,中肾(mesonephros)开始发育。在生肾索及其后的中肾嵴内,先后出现约80对横行的小管,称中肾小管(mesonephric tubule),由泡样结构演变为S形小管。其内侧膨大并凹陷为双层囊,包绕背主动脉来源的毛细血管球,构成肾小体;外侧联通于前肾管发育而来的中肾管(mesonephric duct),末端开口于泄殖腔。

人的中肾有短暂的泌尿功能。第2个月末,大部分中肾退化,仅中肾管和尾端少数肾小管保留。

三、后肾

后肾(metanephros)即人体的永久肾,由输尿管芽和生后肾原基形成。

胚胎第5周初期,中肾管末端向背侧头端发出一条盲管,称输尿管芽(ureteric bud)。它深入中肾嵴尾端,诱导周围的间充质细胞向其末端聚集、包绕,形成生后肾原基(metanephrogenic blastema)。输尿管芽最终分化成输尿管,其末端延伸反复分支超过12级,起始的两级分支扩大合并成肾盂,第3、4级分支扩大合并成肾盏,其余分支演变为集合管。

集合管末端呈T形分支,分支末端被生后肾组织覆盖。与中肾小管相似,生后肾组织演化为S形小管,其中一端膨大凹陷呈双层囊,包绕毛细血管球形成肾小体;另外一端联通于集合管;其余部分形成肾小管,最终演化成近端小管、细段和远端小管。集合管末端的T形分支形成大量肾单位,形成肾皮质;生后肾组织的外周部分形成肾被膜。

胚胎第3个月,后肾开始产生尿液,作为羊水的来源。后肾发生于中肾嵴尾部,继而随腰骶部器官生长、输尿管伸展及胚体直立,从盆腔上升至腰部。

四、肾脏发育畸形

1. 多囊肾（polycystic kidney）　后肾发生过程中，远曲小管和集合管未连通，导致尿液集聚于肾小管，肾内出现大小不等的囊泡，即多囊肾。囊泡压迫周围正常的肾单位，致其萎缩，肾功能进一步下降。

2. 肾缺如（agenesis of kidney）　输尿管芽未形成或早期退化，不能诱导后肾发生，发生肾缺如，以单侧多见，一般无症状。

3. 异位肾（ectopic kidney）　肾上升过程受阻导致位置异常，即异位肾。常停留在盆腔，与肾上腺分离。

第四节　复习思考题

一、概念

1. 球外系膜细胞
2. 致密斑
3. 球旁细胞
4. 滤过屏障
5. 集合管
6. 肾单位

二、思考题

1. 试述肾小管各段的结构特点、功能及分布。
2. 试述肾小体的结构及其与原尿形成的关系。
3. 试述球旁复合体的组成及功能。

（郑　娜）

第十七章　男性生殖系统及发生

> ➤ **重点**
> - 睾丸的基本结构
> - 精子发生的过程
> - 睾丸支持细胞的结构及功能
> - 血 - 睾屏障
> ➤ **难点**
> - 生精小管的结构

男性生殖系统（male reproductive system）：包括内生殖器和外生殖器。内生殖器包括睾丸、生殖管道和附属腺。外生殖器包括阴茎和阴囊。

睾丸（testes）：产生精子和分泌雄激素。

生殖管道：包括附睾、输精管及尿道，促进精子成熟，营养、贮存和运输精子。

附属腺：包括前列腺、精囊和尿道球腺。分泌物参与精液组成。

第一节　睾　丸

睾丸（testes）浅层被覆浆膜，即鞘膜脏层。深层为致密结缔组织构成的白膜（tunica albuginea）。白膜后缘增厚，形成睾丸纵隔（mediastinum testis），纵隔由后向前呈放射状伸入睾丸实质，将其分成约 250 个锥形小叶，称为睾丸小叶（lobuli testis）。每个小叶有 1～4 条起始盲端、弯曲细长的生精小管（seminiferous tubules）。生精小管在接近睾丸纵隔处，变为短而直的直精小管（tubuli recti）。直精小管进入睾丸纵隔，吻合形成睾丸网（图 17-1，图 17-2）。

一、生精小管

成年男性**生精小管**（seminiferous tubules）中空，长 30～70cm，直径为 150～250μm，周围包绕着非常丰富的毛细血管。生精小管极其弯曲，一对睾丸内生精小管总长约为 0.5km，占据每个睾丸内 85%～90% 的空间。

生精小管管壁由生精上皮（seminiferous epithelium）构成（图 17-3，图 17-4）。生精上皮由 5～8 层生精细胞（spermatogenic cells）和支持细胞（Sertoli cells）组成，其外侧有基膜包绕。上皮基膜外侧有胶原纤维和梭形的肌样细胞（myoid cell），肌样细胞收缩有助于精子排出。

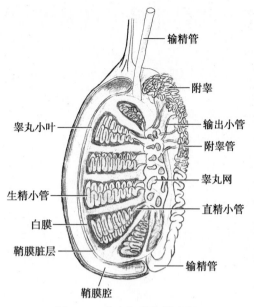

图 17-1　睾丸与附睾模式图

（绘图：深圳大学2017级临床医学专业　刘洋）

输精管

附睾

输出小管

附睾管

睾丸网

直精小管

睾丸小叶

生精小管

白膜

鞘膜脏层

输精管

鞘膜腔

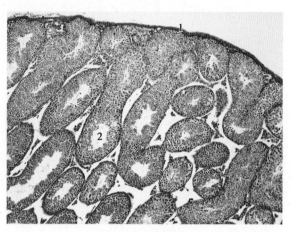

1- 白膜；2- 生精小管。

图 17-2　睾丸光镜图

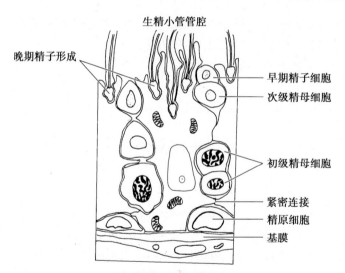

生精小管管腔

晚期精子形成

早期精子细胞

次级精母细胞

初级精母细胞

紧密连接

精原细胞

基膜

图 17-3　生精细胞与支持细胞关系模式图

（绘图：深圳大学2017级临床医学专业　刘洋）

（一）生精细胞

自生精上皮基底部至腔面，依次有精原细胞、初级精母细胞、次级精母细胞、精子细胞和精子。

精子发生（spermatogenesis）：从精原细胞到形成精子的过程。包括精原细胞增殖分化、精母细胞减数分裂、精子形成3个阶段。

精原细胞（spermatogonium）：紧贴基膜，圆或卵圆形，直径为12μm，染色质细小，核型为46，XY（2nDNA）。精原细胞来源于胚胎时期的原始生殖细胞，分为A、B两型。A型核

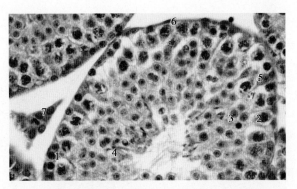

1- 精原细胞；2- 初级精母细胞；3- 精子细胞；4- 精子；
5- 支持细胞；6- 肌样细胞；7- 睾丸间质细胞。

图 17-4　生精小管光镜图

染色浅，为干细胞，能不断地分裂增殖，一部分子细胞继续作为干细胞，另一部分分化为 B 型精原细胞。B 型精原细胞核周边有较粗染色质颗粒，经过数次有丝分裂后，分化为初级精母细胞。

初级精母细胞（primary spermatocyte）：位于精原细胞的近腔侧，圆形，直径约 18μm，核大而圆，呈丝球状，内含或粗或细的染色质丝，核型为 46，XY。初级精母细胞经过 DNA 复制后（4nDNA），进行第一次减数分裂，形成两个次级精母细胞。由于第一次减数分裂的分裂前期历时较长，因而在生精小管的组织切片中可见不同分裂阶段的初级精母细胞。

次级精母细胞（secondary spermatocyte）：靠近腔面，核圆，染色深，直径约 12μm，核型为 23，X 或 23，Y（2nDNA）。次级精母细胞不经历 DNA 复制，迅速进入第二次减数分裂，产生两个精子细胞。次级精母细胞存在时间较短，在生精小管的组织切片中不易见到。

精子细胞（spermatid）：位于近腔面，核圆，染色质细密，直径约 8μm，核型为 23，X 或 23，Y（1nDNA）。精子细胞不再分裂，经过复杂的变态过程，转变为蝌蚪状的精子，称为**精子形成**（spermiogenesis）。依次分为四个阶段（图 17-5）：①核染色质高度浓缩，构成精子头的主要结构；②在高尔基复合体形成顶体（acrosome），位于核的一端；③中心粒迁移到细胞核另一端，其中一个中心粒的微管延长，形成轴丝，成为精子尾部（鞭毛）的主要结构；④线粒体聚集，缠绕在轴丝近段周围，形成线粒体鞘；⑤多余的细胞质形成残余胞质，最后脱落。

精子（spermatozoon）：形似蝌蚪，长约 60μm，分为头、尾两部（图 17-5）。头部长约 5μm，包含高度浓缩的细胞核，其前 2/3 被顶体覆盖。顶体内含顶体素、透明质酸酶、磷酸酯酶等多种水解酶。精子尾部（鞭毛）分为颈段、中段、主段和末段，由轴丝构成中轴。轴丝由"9＋2"的微管组成，是精子运动的主要装置。颈段有中心粒。中段外侧包有线粒体鞘，轴丝外有 9 根纵行外周致密纤维。主段最长，轴丝外 7 根纵行外周致密纤维与中段相延续，外侧包有纤维鞘。末段短，仅有轴丝。

胞质桥：由同一精原细胞增殖分化所产生的各级生精细胞的细胞质未完全分开，像桥一样连接各级新形成的细胞。有助于细胞间信息传递，保证同源生精细胞同步发育。

精子的发生必须在低于体温 2～3℃的环境中进行。阴囊动静脉丛形成特殊的反向热交换系统，使得睾丸的温度较低，维持在 35℃左右，适合精子的发育。隐睾患者睾丸未完全下降，停留在腹膜腔或腹股沟处，由于温度较高，精子发生障碍而导致不育。在精子发生过

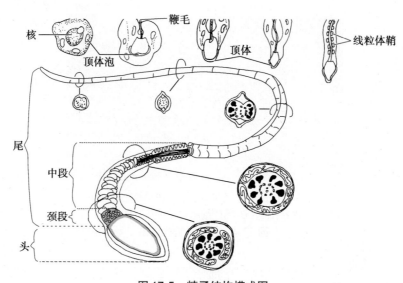

图 17-5　精子结构模式图
（绘图：深圳大学 2017 级临床医学专业　刘洋）

程中，经常发生错误形成畸形，如双头或双核、大头、小头、无尾、双尾、无顶体或小顶体、线粒体鞘等异常。正常男子精液中，畸形率可达 20%～40%；机体感染、创伤、辐射、激素失调可增加畸形精子数量，若超过 40%，可导致不育。

（二）支持细胞

支持细胞：又称 Sertoli 细胞。光镜下：细胞体从生精小管基底直达腔面；侧面有丰富的细胞内褶，镶嵌着各级生精细胞，因而光镜下细胞轮廓不清；核卵圆形或三角形，染色浅，核仁明显（图 17-4）。电镜下：各种细胞器丰富，有大量内质网、溶酶体、糖原和脂滴；基部侧面有紧密连接，将生精上皮分为独立的基底室和近腔室两部分。基底室位于生精上皮和支持细胞紧密连接之间，内有精原细胞；近腔室位于支持细胞紧密连接与管腔之间，内有精母细胞、精子细胞和精子。支持细胞的功能包括：①支持、营养生精细胞；②分泌雄激素结合蛋白，从而维持生精小管内雄激素水平，促进精子发生；③分泌抑制素和激活素，调节腺垂体合成和分泌卵泡激素；④分泌少量液体成为睾丸液，有助于精子的运送；⑤吞噬精子细胞的残余胞质；⑥细胞内微丝和微管的收缩促使生精细胞向管腔移动，促进精子的排放；⑦参与血 - 睾屏障构成。

血 - 睾屏障（blood-testis barrier）：由生精上皮基膜、支持细胞的紧密连接、生精上皮表面血管膜内的毛细血管内皮及基膜、生精上皮周围的结缔组织等共同构成。其功能为阻止血液中某些物质进入生精小管，维持精子发育微环境；防止精子抗原物质外逸而引发自身免疫。

二、睾丸间质

睾丸间质细胞（testicular interstitial cell, Leydig cell）：成群分布，体大，圆形或多边形，胞质嗜酸性，核圆居中（图 17-4）。睾丸间质细胞分泌雄激素。雄激素可启动和维持精子发生和男性生殖器官发育，以及维持第二性征和性功能。

直精小管：近睾丸纵隔处，短而细的直行管道，管壁上皮为单层柱状或立方上皮，无生精细胞。

睾丸网（rete testis）：位于睾丸纵隔内，由单层立方上皮组成，管腔大而不规则。

第二节　生殖管道

生殖管道（genital ducts）包括附睾、输精管及尿道，为精子的成熟、储存和输送提供适宜的环境。

一、附睾

附睾（epididymis）：分为头、体、尾三部。头部主要由输出小管（ductuli efferentes）组成，体部和尾部由附睾管（ductus epididymis）组成（图17-6）。

输出小管：是与睾丸网连接的8～12根弯曲的输出小管。管壁上皮由高柱状纤毛细胞与低柱状细胞相间排列构成，因而管腔不规则。高柱状细胞表面的纤毛摆动吸促使精子移动。低柱状细胞游离面富含大量溶酶体及吞饮小泡，可以吸收管腔内的物质。输出小管管周有环形平滑肌围绕，有助于精液向附睾管运输。

附睾管：为一条长4～6m，极弯曲的管道，管腔规则，充满精子与分泌物。管壁为假复层纤毛柱状上皮，由主细胞和基细胞组成。主细胞表面有长的微绒毛（静纤毛），有吞饮、重吸收和分泌功能。

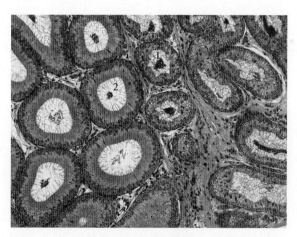

1-输出小管；2-附睾管。

图17-6　附睾光镜图

二、输精管

输精管（ductus deferens）：是一条壁厚、腔小且不规则的肌性管道，强力收缩可将精子快速排出。输精管上皮为假复层柱状上皮，固有层富含弹性纤维。肌层厚，由内纵、中环、外纵的平滑肌纤维组成。

第三节　附　属　腺

附属腺（accessory genital glands）包括前列腺、精囊与尿道球腺。

（一）前列腺

前列腺（prostate gland）：是最大的附属腺，呈栗形，环绕于尿道起始段。被膜：富含弹性纤维和平滑肌的结缔组织，深入腺实质形成支架。实质：30～50 个复管腺泡，开口于尿道；可分为三个带——尿道周带（黏膜腺）、内带（黏膜下腺）和外带（主腺）；腺上皮为单层立方、柱状或假复层柱状，腺腔不规则，腔内可见前列腺凝固体，是由分泌物浓缩形成的圆形嗜酸性板层状小体（图 17-7）。功能：前列腺的分泌物参与构成精液，其分泌活动受雄激素调控。

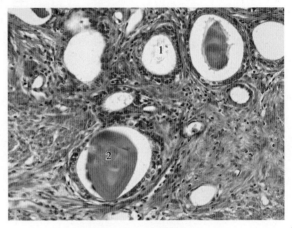

1- 腺泡；2- 前列腺凝固体。

图 17-7　前列腺光镜图

（二）精囊

精囊为一对盘曲的囊状器官。黏膜表面是假复层柱状上皮，细胞内含许多分泌颗粒，可向管腔内分泌含果糖、前列腺素的淡黄色液体。黏膜外层有薄的平滑肌和结缔组织外膜。

（三）尿道球腺

尿道球腺为一对豌豆状的复管泡状腺，上皮为单层立方或单层柱状，腺体分泌的黏液于射精前排出，润滑尿道。

第四节　阴　茎

阴茎（penis）由两条阴茎海绵体和一条尿道海绵体构成，每条海绵体均包覆坚韧的致密结缔组织。海绵体主要由小梁和血窦构成。

第五节　男性生殖系统的发生

胚胎的遗传性别于受精时由精子的核型决定。在胚胎早期，两性生殖系统的发生过程类似，故又称早期性未分化阶段。后期的性分化阶段开始于第 7 周，生殖腺和生殖管道开始分化；第 9 周，外生殖腺可以区分性别。

一、睾丸的发生

1．生殖腺嵴　为原始消化管背系膜与中肾嵴之间的纵行隆起，由体腔上皮和下方的间充质构成；上皮增生进入间充质，形成索条状的初级性索。

2．原始生殖细胞　第 4 周时产生于卵黄囊顶近尿囊处的内胚层；第 6 周沿背系膜迁移，进入初级性索，形成的性腺无性别特征，为未分化性腺。最终分化为精子或卵子。

3.睾丸的发生 Y染色体有性别决定因子（sex determining region，SYR），表达睾丸决定因子（testis-determining factor，TDF），决定了未分化性腺向睾丸方向分化。第7周时，TDF诱导初级性索与表面上皮分离，向深部增生形成许多细长弯曲的睾丸索，青春期时演化为生精小管，睾丸索的末端吻合成睾丸网。初级性索上皮细胞演变成支持细胞。原始生殖细胞增殖分化为精原细胞。第8周时，间充质形成白膜和睾丸间质细胞。睾丸间质细胞分泌雄激素，调节生殖管道的发生；出生后睾丸间质细胞退化，至青春期时再现。

4.睾丸的下降 生殖腺最初位于后腹壁，后突入腹膜腔，头侧由系膜系于腰部，尾侧由呈纤维索状的系膜（引带）连于生殖腺尾端与阴囊阴唇的隆起之间。随着胚体生长变长，腰部直立，引带相对缩短，生殖腺位置下移。胚胎第7~8个月时，睾丸外包双层腹膜，经腹股沟管下降入阴囊。腹膜覆盖于睾丸前面及侧面，构成鞘膜；鞘膜腔与腹膜腔之间的通路于出生前后逐渐闭合。

二、生殖管道的发生与演化

在胚胎第6周时，胚体内已经出现左右对称的两对生殖管道——中肾管和中肾旁管。在男性，睾丸分泌的抗中肾旁管激素使中肾旁管退化，睾丸间质细胞分泌的雄激素诱导睾丸旁的十多条中肾小管分化为附睾的输出小管，中肾管延长弯曲形成附睾管、输精管、精囊和射精管。

三、外生殖器的发生

1.未分化阶段 在胚胎第3周时，间充质细胞在泄殖腔膜周围形成2条弧形的泄殖腔褶；第6周时，泄殖腔褶被分成两部分，其腹侧部为尿生殖褶。尿生殖褶头端合并、增生形成生殖结节；尿生殖褶之间为尿生殖沟，底为尿生殖膜（于第9周破裂）；尿生殖褶外侧出现阴唇阴囊隆起。

2.性分化阶段 在雄激素作用下，生殖结节增长增粗形成阴茎。尿生殖褶闭合形成尿道海绵体。阴唇阴囊隆起于中线愈合，形成阴囊。

四、主要畸形

1.隐睾 睾丸不完全下降，停留在腹腔或腹股沟；腹腔内隐睾因温度高而影响精子发生，可导致不育。

2.先天性腹股沟疝 腹腔与鞘膜腔之间的通路未闭合，当腹内压增高时，肠管可突入鞘膜腔，造成先天性腹股沟疝。

3.尿道下裂 左右尿生殖褶闭合不全，导致阴茎腹侧有尿道开口，称尿道下裂。

4.雄激素不敏感综合征（睾丸女性化综合征） 患者有睾丸；核型为46，XY；可分泌雄激素；但是细胞缺乏雄激素受体，外生殖器向女性方向分化，成年后出现女性第二性征。

5.两性畸形（半阴阳） 外生殖器介于两性之间，可分为三种：①真两性畸形：兼有睾丸和卵巢；核型为46，XX / 46，XY嵌合型。②男性假两性畸形：有睾丸；核型为46，XY；因雄激素分泌不足，外生殖器向女性不完全分化。③女性假两性畸形：有卵巢；核型为46，XX；因肾上腺分泌雄激素过多，外生殖器向男性不完全分化。

第六节　复习思考题

一、概念

1. 精子发生
2. 生精上皮
3. 精子形成
4. 血 - 睾屏障
5. 顶体
6. 尿生殖嵴
7. 隐睾

二、思考题

1. 简述生精小管的结构。
2. 简述支持细胞的结构和功能。

（王　霞）

第十八章　女性生殖系统

女性生殖系统（male reproductive system）：包括卵巢、输卵管、子宫、阴道、外生殖器。乳腺分泌乳汁，故列入此章描述。

卵巢：产生卵细胞和分泌性激素。

输卵管：输送生殖细胞，其壶腹部是受精的部位。

子宫：产生月经和孕育胎儿的器官。

乳腺：分泌乳汁，滋养婴幼儿。

第一节　卵　巢

一、卵巢的结构

卵巢的结构，分为以下三层（图18-1）。

（1）表面上皮：单层立方或扁平上皮。

（2）白膜：上皮下方的致密结缔组织。

（3）实质：分为周围部的皮质和中央部的髓质，分界不明显。皮质含不同发育阶段的卵泡、黄体和白体等，之间有特殊的结缔组织（由基质细胞、网状纤维和平滑肌构成）。髓质较小，有许多血管和淋巴管，近卵巢门处的结缔组织中含少量平滑肌细胞和门细胞，门细胞可分泌雄激素。

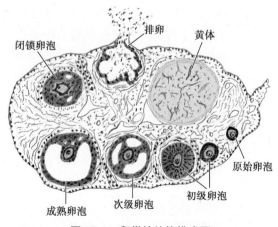

图 18-1　卵巢的结构模式图

（绘图：深圳大学2016级临床医学专业　岳丽）

二、卵巢的发生

（一）卵泡的发育和成熟

卵泡从胚胎时期开始发育，新生儿期约有 70 万～200 万个，以后数量逐渐减少，青春期时约有 4 万个，40～50 岁时仅剩几百个；青春期后，在垂体分泌的卵泡刺激素（follicle-stimulating hormone，FSH）和黄体生成素（luteinizing hormone，LH）刺激下，每个月经周期（28d）有一个卵泡发育成熟并排卵；绝经期后，排卵停止。

卵泡的发育分为原始卵泡、初级卵泡、次级卵泡、成熟卵泡四个阶段（图 18-2）。

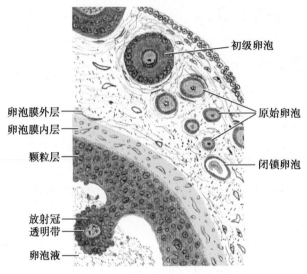

图 18-2 卵泡的不同发育阶段模式图
（绘图：深圳大学 2016 级临床医学专业 岳丽）

1. **原始卵泡**（primordial follicle） 居皮质浅层，数量多，体积小，由一个初级卵母细胞（primary oocyte）和周围一层扁平的卵泡细胞（follicular cell）构成。初级卵母细胞为圆形，直径约 40μm，胞质嗜酸性，核大而圆，染色浅，核仁明显；在胚胎时期由卵原细胞分裂分化形成，长期停滞于第一次减数分裂前期，直到排卵前才完成第一次减数分裂（图 18-2，图 18-3）。卵泡细胞具有支持和营养卵母细胞的作用。

2. **初级卵泡**（primary follicle） 原始卵泡逐渐发育为初级卵泡，并逐渐向皮质深层迁移（图 18-2），发生以下形态学变化：①初级卵母细胞增大，核糖体、粗面内质网、高尔基复合体增多；浅层胞质内出现皮质颗粒（溶酶体），在受精时发挥作用。②卵泡细胞增生，变为 5～6 层，细胞形状由扁平变为立方或柱状。③**透明带**（zona pellucida，ZP）的出现：透明带位于初级卵母细胞与卵泡细胞之间，由三种蛋白构成：ZP1、ZP2、ZP3（ZP3 为精子受体），由卵泡细胞和初级卵母细胞共同分泌。卵泡细胞的突起穿入透明带，与初级卵母细胞的微绒毛或胞膜接触，二者间有缝隙连接，传递营养和信息分子。④卵泡膜的形成：卵泡周围结缔组织增生包绕卵泡形成卵泡膜。

3. **次级卵泡**（secondary follicle） 初级卵泡继续发育为次级卵泡（图 18-2），主要变化为：①初级卵母细胞体积达到最大，直径约 150μm。②卵泡细胞增殖到 6～12 层，在卵泡细

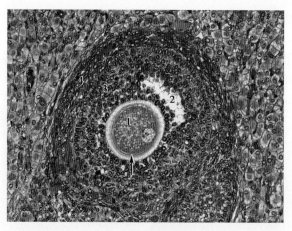

1- 初级卵母细胞；↑- 透明带；2- 卵泡腔；3- 颗粒层；4- 卵泡膜。

图 18-3　卵泡光镜图

胞间出现卵泡腔，充满卵泡液，含营养成分、雌激素和多种生物活性物质。初级卵母细胞及周围的卵泡细胞突入卵泡腔形成一个圆形的隆起，称为卵丘。卵泡腔周围的卵泡细胞形成卵泡壁，称颗粒层；卵泡细胞改称颗粒细胞。紧靠透明带的一层高柱状细胞呈放射状排列，称放射冠（corona radiata）。③卵泡膜分为内、外两层：内层的基质细胞分化为多边形或梭形的膜细胞，具类固醇激素分泌细胞的特征，可合成雄激素，透过基膜，在颗粒细胞转化成雌激素；外层主要由结缔组织构成，有环形的平滑肌纤维。

4. 成熟卵泡（mature follicle）

（1）初级卵母细胞排卵前 24h 内，完成第一次减数分裂，形成一个很大的次级卵母细胞和一个很小的第一极体；次级卵母细胞迅速进入第二次减数分裂中期。

（2）卵泡液急剧增多，卵泡增大，直径可超过 2cm；卵泡壁变薄，卵泡向卵巢表面突出（图 18-2）。

初级卵泡和次级卵泡合称生长卵泡（growing follicle）。

次级卵泡和成熟卵泡具有内分泌功能，主要分泌雌激素。

（二）排卵

排卵（ovulation）：成熟卵泡破裂，次级卵母细胞从卵巢排出的过程。

1. 排卵前　成熟卵泡向卵巢壁突出，形成卵泡小斑；卵丘与卵泡壁分离。

2. 排卵时　小斑处破裂，卵泡膜外层平滑肌纤维收缩，次级卵母细胞联同放射冠、透明带和卵泡液排出。

3. 排卵后 24h　次级卵母细胞若不受精，即退化消失；若受精，则继续完成第二次减数分裂，形成单倍体的卵细胞和一个第二极体。

（三）黄体

黄体（corpus luteum）：排卵后，残留在卵巢内的卵泡颗粒层和卵泡膜向腔内塌陷，演化成具有内分泌功能的细胞团，新鲜时呈黄色，故得名（图 18-4）。

颗粒黄体细胞：由颗粒细胞分化形成；数量多，体积大，染色浅，位于黄体中央，具类固醇激素分泌细胞的超微结构特点；分泌孕激素。

膜黄体细胞：由膜细胞演化形成；数量少，体积小，胞质和核染色深，主要位于黄体周边；与颗粒黄体细胞协同作用分泌雌激素。

若卵未受精，黄体维持两周后退化，称月经黄体。

若受精，黄体继续发育，直径可达 4～5cm，称妊娠黄体；分泌大量孕激素、雌激素和松弛素；妊娠黄体存在 4～6 个月后退化。

黄体退化后被致密结缔组织取代，成为瘢痕样的白体。

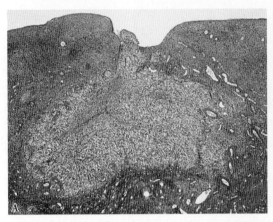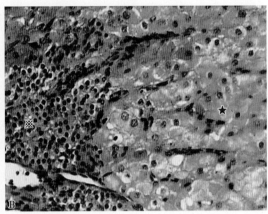

A- 低倍；B- 高倍；★- 颗粒黄体细胞；※- 膜黄体细胞。

图 18-4 黄体光镜低倍和高倍图

（四）闭锁卵泡

闭锁卵泡：从胎儿时期至出生后，整个生殖期，绝大多数卵泡在发育的各个阶段停止生长并退化，退化的卵泡称闭锁卵泡。

第二节 输 卵 管

输卵管分为子宫部、峡部、壶腹部和漏斗部，管壁由内向外分为三层（图 18-5）。

1. 黏膜 由单层柱状上皮和固有层构成。上皮由分泌细胞和纤毛细胞构成：分泌细胞表面有微绒毛，分泌物构成输卵管液，可营养细胞并辅助运送卵细胞；纤毛细胞的纤毛向子

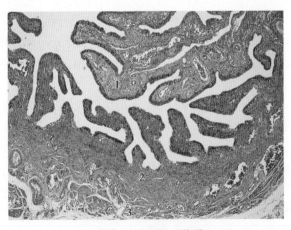

1- 黏膜；2- 肌层；3- 浆膜。

图 18-5 输卵管光镜图

宫方向摆动，协助运输卵细胞并防止病菌从子宫经输卵管进入腹腔。黏膜形成纵行有分支的皱襞，使管腔不规则，皱襞在壶腹部最发达，是受精的部位。黏膜上皮受卵巢激素的作用而出现周期性变化：子宫内膜增生期，纤毛细胞变高柱状，纤毛增多，分泌细胞胞质内充满分泌颗粒；分泌期时，两种细胞均变矮，分泌细胞的颗粒排空，纤毛细胞的纤毛变少。固有层为薄层结缔组织。

2. 肌层　有内环外纵的平滑肌。

3. 浆膜　由间皮和疏松结缔组织构成。

第三节　子　宫

子宫为腔小壁厚的肌性器官，分底部、体部和颈部；子宫壁由内向外分为内膜（黏膜）、肌层和外膜。

一、子宫壁的一般结构

（一）子宫内膜

子宫内膜（endometrium）由单层柱状上皮和固有层构成。单层柱状上皮：由大量分泌细胞和散在的纤毛细胞组成。固有层：血管丰富，含单管状的子宫腺，由内膜表面向固有层内深陷形成，近肌层处有分支，结缔组织含大量低分化的基质细胞，可合成和分泌胶原蛋白。子宫底部和体部的内膜，按结构和功能的不同可分为表浅的功能层和深部的基底层（图18-6）。功能层较厚，自青春期起在卵巢激素的作用下，发生周期性剥脱出血，即月经；妊娠时，胚胎植入此层继而生长发育。基底层较薄，不参与月经形成，在月经期后增生，修复功能层。

子宫内膜的血管来源于子宫动脉。子宫动脉穿过肌层进入子宫内膜，并在分界处发出两种类型的小动脉：在基底层形成短而直的基底动脉，仅营养基底层，不受性激素的影响；在功能层螺旋行走的螺旋动脉，在子宫内膜浅层形成丰富的毛细血管，营养功能层的腺体和结缔组织，在性激素调节下参与月经或胎盘的形成。

（二）子宫肌层

子宫肌层（myometrium）较厚，由三层平滑肌纤维组成：内层和外层主要由纵行平

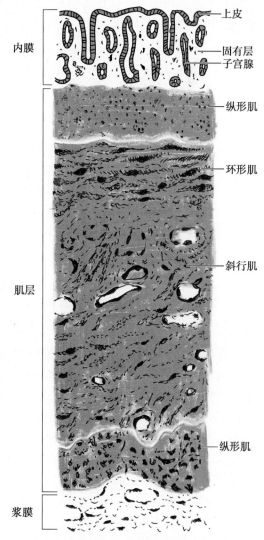

图 18-6　子宫壁示意图
（绘图：深圳大学 2017 级临床医学专业　王玺）

肌组成；中间层主要由环形肌束构成。子宫肌层内肌纤维的大小和数量与雌激素水平密切相关。月经期末，雌激素水平最低，肌纤维最小，长约 50μm，细胞数量最少；妊娠期间，雌激素水平最高，肌纤维增生肥大，可增长数十倍约 500μm；分娩时子宫肌层节律性地收缩娩出胎儿和胎盘；分娩后子宫平滑肌逐渐变小，恢复原状，部分肌纤维退化消失。子宫体向子宫颈逐渐缩窄，到宫颈处，肌层为致密结缔组织所取代，仅有少量肌纤维。

（三）子宫外膜

子宫底部和体部位于腹腔内，被覆浆膜；子宫颈部突入阴道，被覆非角化的复层扁平上皮，与阴道相延续，共同构成子宫外膜（perimetrium）。

二、子宫内膜的周期性变化

月经周期（menstrual cycle）：在卵巢雌激素和孕激素的周期性作用下，子宫底部和体部的内膜功能层发生周期性变化，每 28d 左右发生一次内膜剥脱、出血、修复和增生。一般分为以下三期（图 18-7）。

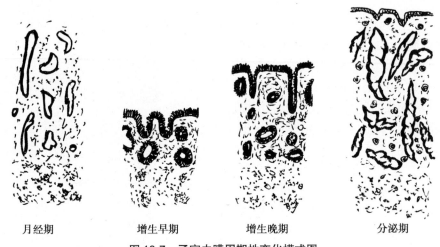

| 月经期 | 增生早期 | 增生晚期 | 分泌期 |

图 18-7　子宫内膜周期性变化模式图
（绘图：深圳大学 2017 级临床医学专业　王玺）

（一）月经期

月经期（menstrual phase）指月经周期的第 1～4d。若卵未受精，卵巢内的黄体退化，雌激素和孕激素的水平下降，子宫内膜功能层的螺旋动脉发生持续性收缩，导致内膜功能层缺血缺氧，腺体分泌停止，最终发生萎缩坏死。螺旋动脉随即短暂扩张，血液涌入内膜功能层，内膜表层崩溃，坏死的组织块及血液进入子宫腔，一起经阴道排出，即为经血。一次经血约为 35ml。末期，内膜功能层全部脱落，基底层的子宫腺细胞增生，修复内膜上皮，进入增生期。

（二）增生期

增生期（proliferative phase）为月经周期的第 5～14d。与此同时，卵巢内卵泡生长发育，故又称卵泡期。在生长卵泡分泌的雌激素作用下，上皮细胞和基质细胞不断增生。在增生早期，子宫腺少，短而细；至晚期，内膜增厚至 2～3mm，子宫腺增多，增长，腺腔增大，胞质内出现糖原；螺旋动脉增长、弯曲。增生期末，卵巢内的成熟卵泡排卵，子宫内膜进入分泌期。

（三）分泌期

分泌期（follicular phase）为月经周期的第 14～28d。卵巢排卵，黄体形成，故又称黄体期。子宫内膜在黄体分泌的雌激素和孕激素的作用下，增厚至 5mm；子宫腺极度弯曲膨胀，充满分泌物；螺旋动脉继续增长和弯曲；固有层基质中含大量组织液而水肿，基质细胞肥大，胞质内充满糖原。卵若受精，内膜继续增厚，发育为蜕膜；否则，内膜脱落，再次进入月经期。

三、子宫颈

子宫颈长约 3mm，由黏膜、肌层和外膜组成。子宫颈黏膜较厚，由上皮和固有层构成。子宫颈上皮为单层柱状，由分泌细胞、纤毛细胞及储备细胞组成。分泌细胞较多，雌激素可促进分泌，分泌物为清亮透明的碱性黏液，利于精子通过；在孕激素作用下，细胞分泌量减少，分泌物黏稠，起屏障作用，阻止精子和微生物进入宫腔。纤毛细胞数量较少，散在分布，游离面有纤毛，向阴道方向摆动，有利分泌物的排出。至子宫颈阴道部的子宫黏膜由单层柱状变为复层扁平上皮，界限清晰，是宫颈癌的好发部位。

第四节　阴　道

阴道壁由黏膜、肌层和外膜组成。黏膜上皮为未角化的复层扁平上皮，与子宫颈阴道部相延续。固有层富含毛细血管和弹性纤维。在卵巢分泌的激素影响下，阴道上皮发生周期性的变化，在增生晚期，阴道上皮最厚；在月经期末最薄。雌激素也可使阴道上皮合成大量糖原，阴道上皮脱落后被阴道内乳酸杆菌分解为乳酸，使阴道环境保持酸性，具有抗菌作用。绝经后阴道黏膜萎缩，脱落细胞变少，阴道 pH 上升，细菌易生长繁殖导致阴道炎。肌层：较薄，为左右螺旋相互交织成格子状的平滑肌束，易于扩张。外膜：为富含弹性纤维的致密结缔组织。

第五节　乳　腺

一、乳腺的一般结构

乳腺被结缔组织分隔为 15～25 个叶，每叶又分为若干小叶，每个小叶为一个复管泡状腺。腺泡上皮为单层立方或柱状，上皮和基膜间有肌上皮细胞。导管包括小叶内导管、小叶间导管和总导管，分别由单层柱状上皮、复层柱状上皮和复层扁平上皮构成。总导管又称输乳管，开口于乳头，与乳头表皮相延续。

二、静止期乳腺

未孕女性的乳腺称为静止期乳腺（图 18-8）。腺体不发达，仅有少量小的腺泡和导管。脂肪组织和结缔组织十分丰富。月经期前几天，腺泡与导管可在雌激素的作用下增生，乳腺可增大；月经期后恢复原状。

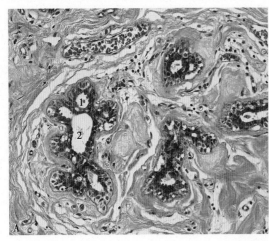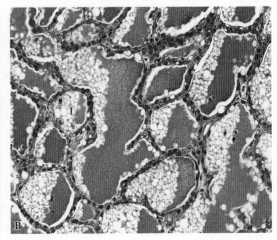

1- 腺泡；2- 导管。
图 18-8　静止期和活动期乳腺光镜图
A. 静止期；B. 活动期。

三、活动期乳腺

　　妊娠期和哺乳期的乳腺为活动期乳腺（图 18-8）。妊娠期受雌激素和孕激素作用，乳腺腺体增生，腺泡增大；结缔组织和脂肪组织减少，出现较多巨噬细胞和浆细胞。至妊娠后期，受催乳素作用，腺泡开始分泌。分泌物含脂滴、乳蛋白、乳糖及抗体等，称为初乳。其内有吞噬大量脂肪的巨噬细胞，称初乳小体。

　　哺乳期腺体更发达，脂肪和结缔组织更少。断乳后，催乳激素水平下降，乳腺停止分泌，腺体逐渐萎缩，脂肪组织和结缔组织增多，恢复至静止期的结构。

　　绝经后，乳腺组织萎缩退化，脂肪组织减少。

第六节　女性生殖系统的发生

　　胚胎早期两性生殖系统的发生过程类似，请参见第 17 章。本节将讨论性分化阶段的女性生殖系统发育。

一、卵巢的发生

　　女性胚胎的性染色体是 XX，无 Y 染色体，无 SRY 基因，因此向卵巢方向分化。第 10 周时，初级性索退化为卵巢髓质；未分化性腺的表面上皮增生，向内伸入，形成次级性索（皮质索）；上皮下的间充质分化为白膜。次级性索于第 16 周左右断裂而形成许多原始卵泡，包括原始生殖细胞来源的卵原细胞，以及次级性索上皮来源的卵泡细胞。

　　卵巢的下降：与睾丸类似（请参见第十七章），卵巢也从腹后壁下降；但与睾丸不同的是，卵巢停留在骨盆缘下方，不继续下降。

二、女性生殖管道及其演变

　　女性中肾管因无雄激素的刺激而大部分退化。中肾旁管则继续发育，其头端形成输卵管漏斗部,开口于体腔;上段与中段形成输卵管;下段左右合并、其间隔组织消失,管腔融合,演变成子宫与阴道穹窿部。

三、外生殖器的发生

由于无雄激素的刺激,生殖结节增大为阴蒂。左、右尿生殖褶形成小阴唇;阴唇阴囊隆起演化为大阴唇。

四、主要畸形

1. 双子宫　左右中肾旁管下段未融合,分别发育为子宫,故称双子宫;常伴有双阴道。
2. 双角子宫　中肾旁管下段的上半部分未融合,形成双角子宫。
3. 阴道闭锁　窦结节未形成阴道板,或阴道板未形成管道,或由于处女膜出生后未穿通。

第七节　复习思考题

一、概念
1. 原始卵泡
2. 透明带
3. 次级卵泡
4. 成熟卵泡
5. 排卵
6. 黄体
7. 月经周期
8. 双子宫

二、思考题
1. 试述卵泡的发育和成熟过程。
2. 试述子宫内膜的周期性变化。

（范新民）

中英文名词对照索引

Ⅰ型肺泡细胞	type Ⅰ alveolar cell	142
Ⅱ型肺泡细胞	type Ⅱ alveolar cell	142

A

氨基聚糖	glycosaminoglycan，GAG	20
暗带	dark band	24

B

靶器官	target organ	104
白膜	tunica albuginea	155
白细胞	leukocyte，white blood cell	80
板层小体	lamellar body	142
半桥粒	hemidesmosome	15
包蜕膜	decidua capsularis	43
杯状细胞	goblet cell	9，119，120，137
背胰	dorsal pancreas	131
背胰芽	dorsal pancreatic bud	131
背主动脉	dorsal aorta	87
被覆上皮	covering epithelium	7
贲门腺	cardiac gland	118
鼻板	nasal placode	65
鼻腔	nasal cavity	134
鼻窝	nasal pit	65
闭塞	atresia	144
壁蜕膜	decidua parietalis	43
壁细胞	parietal cell	117
变移上皮	transitional epithelium	10
表面活性物质	surfactant	142
表面黏液细胞	surface mucous cell	116
表皮	epidermis	97
表皮生长因子	epidermal growth factor	121
玻璃体	vitreous body	60

| 不连续毛细血管 | discontinuous capillary | 86 |

C

侧中胚层	lateral mesoderm	47
肠绒毛	intestinal villus	119
肠嗜铬细胞	enterochromaffin cell，EC 细胞	118
巢蛋白	nestin	32
尘细胞	dust cell	143
成骨区	zone of ossification	76
成骨细胞	osteoblast	71
成神经胶质细胞	glioblast	66
成神经细胞	neuroblast	66
成熟卵泡	mature follicle	165
成纤维细胞	fibroblast	17
成牙本质细胞	odontoblast	114
初级骨化中心	primary ossification center	74
初级精母细胞	primary spermatocyte	157
初级卵母细胞	primary oocyte	164
初级卵泡	primary follicle	164
触觉小体	tactile corpuscle	35
穿通管	perforating canal	73
传出神经元	efferent neuron	32
传入神经元	afferent neuron	32
垂体细胞	pituicyte	109
次级骨化中心	secondary ossification center	75
次级精母细胞	secondary spermatocyte	157
次级卵泡	secondary follicle	164
丛密绒毛膜	villous chorion	49
粗肌丝	thick filament	25
促胰液素	secretin	124

D

大肠	large intestine	121
大动脉	large artery	85
单层扁平上皮	simple squamous epithelium	7
单层立方上皮	simple cuboidal epithelium	8
单层柱状上皮	simple columnar epithelium	8
单核细胞	monocyte	81
胆囊	gall bladder	131
胆囊管	cystic duct	131
胆小管	bile canaliculi	128
蛋白多糖	proteoglycan	20

导管	duct	12
电镜技术	electron microscopy	5
电子显微镜	electron microscope，EM	2
耵聍腺	ceruminous gland	61
顶泌汗腺	apocrine sweat gland	102
顶体	acrosome	157
顶体反应	acrosome reaction	42
窦周隙	perisinusoidal space	128
窦状毛细血管	sinusoid capillary	86
独眼畸形	cyclopia	65
多极神经元	multipolar neuron	31
多囊肾	polycystic kidney	154
多能干细胞	multipotential stem cell	82
多胎	multiplets	52

E

耳丘	auricular hillock	65
二联体	diad	28

F

法洛四联症	tetralogy of Fallot	89
房间隔缺损	atrial septal defect	89
房水	aqueous humor	60
放射冠	corona radiata	165
放射状胶质细胞	radial neuroglia cell	59
肥大细胞	mast cell	19
肺	lung	138
肺不发生	pulmonary agenesis	144
肺发育不全	pulmonary hypoplasia	145
肺巨噬细胞	pulmonary macrophage	143
肺泡	pulmonary alveolus	141
肺泡隔	alveolar septum	143
肺泡管	alveolar duct	141
肺泡孔	alveolar pore	143
肺泡囊	alveolar sac	141
肺透明膜病	hyaline membrane disease	144
肺小叶	pulmonary lobule	138
肺芽	lung bud	144
分泌部	secretary portion	11
分泌期	follicular phase	169
分子	molecule	1
蜂窝组织	areolar tissue	16

缝隙连接	gap junction	14
附睾	epididymis	159
附睾管	ductus epididymis	159
附加性生长	appositional growth	70
附属腺	accessory genital glands	160
复层扁平上皮	stratified squamous epithelium	10
复层柱状上皮	stratified columnar epithelium	10
腹胰	ventral pancreas	131
腹胰芽	ventral pancreatic bud	131

G

干细胞	stem cell	118
肝板	hepatic plate	127
肝巨噬细胞	hepatic macrophage	128
肝内胆管闭锁	intrahepatic biliary atresia	132
肝憩室	hepatic diverticulum	131
肝索	hepatic cord	127
肝外胆管闭锁	extrahepatic biliary atresia	132
肝细胞	hepatocyte	128
肝小叶	hepatic lobule	127
肝血窦	hepatic sinusoid	128
感光细胞	photoreceptor cell	58
感觉神经元	sensory neuron	32
肛凹	anal pit	131
肛管	anal tube	122
肛门闭锁	imperforate anus	132
肛膜	anal membrane	131
高尔基I型神经元	Golgi type I neuron	32
高尔基Ⅱ型神经元	Golgi type Ⅱ neuron	32
睾丸	testes	155
睾丸间质细胞	testicular interstitial cell，Leydig cell	158
睾丸决定因子	testis-determining factor，TDF	161
睾丸网	rete testis	159
睾丸小叶	lobuli testis	155
睾丸纵隔	mediastinum testis	155
个体	individual	2
弓动脉	aortic arch	87
宫外孕	ectopic pregnancy	44
巩膜	sclera	57
巩膜静脉窦	sinus venosus sclerae	57
巩膜距	scleral spur	57
骨雏形的形成	cartilage model	74

骨单位	osteon	73
骨骼肌	skeletal muscle	23
骨化中心	ossification center	74
骨基质	bone matrix	70
骨领	bone collar	74
骨髓依赖淋巴细胞	bone marrow dependent lymphocyte，B 细胞	81
骨细胞	osteocyte	71
骨组织	osseous tissue	70
骨祖细胞	osteoprogenitor cell	71
鼓膜	tympanic membrane	61
固有层	lamina propria	111
光镜技术	light microscopy	3
光学显微镜	light microscope，LM	2

H

哈弗管	Haversian canal	73
汗腺	sweat gland	102
合体滋养层	syncytiotrophoblast	43
赫林体	Herring body	109
黑素细胞	melanocyte	98
横桥	cross bridge	25
横纹	cross striation	24
横纹肌	striated muscle	23
横小管	transverse tubule	26
红骨髓	red marrow	81
红细胞	erythrocyte，red blood cell	79
虹膜	iris	57
虹膜基质	iris stroma	58
虹膜缺损	coloboma of iridis	64
喉	larynx	136
喉气管沟	laryngotracheal groove	144
喉气管憩室	laryngotracheal diverticulum	144
骺板	epiphyseal plate	75
后界层	posterior limiting lamina	57
后鳃体	ultimobranchial body	129
后肾	metanephros	153
后主静脉	posterior cardial vein	87
呼吸部	respiratory region	134
呼吸系统	respiratory system	134
呼吸性细支气管	respiratory bronchiole	141
壶腹嵴	crista ampullaris	63
化学元素	chemical	1

环层小体	lamella corpuscle	36
环骨板	circumferential lamella	73
环形皱襞	plica circulare	119
环状胰	annular pancreas	132
黄体	corpus luteum	165

J

肌层	muscularis	112
肌动蛋白	actin	25
肌钙蛋白	troponin	25
肌间神经丛	plexus myentericus	112
肌浆	sarcoplasm	23
肌浆网	sarcoplasmic reticulum	23, 26
肌节	sarcomere	25
肌膜	sarcolemma	23
肌内膜	endomysium	23
肌球蛋白	myosin	25
肌上皮细胞	myoepithelial cell	12
肌束膜	perimysium	23
肌丝滑动原理	sliding filament mechanism	26
肌梭	muscle spindle	36
肌外膜	epimysium	23
肌卫星细胞	satellite cell	24
肌纤维	muscle fiber	23
肌性动脉	muscular artery	85
肌样细胞	myoid cell	155
肌原纤维	myofibril	24
肌组织	muscle tissue	23
基底层	stratum basale	97
基底颗粒细胞	basal granulated cell	123
基底细胞	basal cell	97
基膜	basement membrane	14
基蜕膜	decidua basalis	43
基细胞	basal cell	135
基质	ground substance	16, 20
畸胎瘤	teratoma	46
激素	hormone	104
棘层	stratum spinosum	97
集合管	collecting duct	150
集落刺激因子	colony stimulating factor，CSF	82
脊索	notochord	46
甲襞	nail fold	103

甲床	nail bed	102
甲根	nail root	103
甲沟	nail groove	103
甲母质	nail matrix	103
甲体	nail body	102
甲状旁腺激素	parathyroid hormone	106
甲状舌管	thyroglossal duct	110, 130
甲状舌管囊肿	thyroglossal cyst	132
甲状腺滤泡	thyroid follicle	104
甲状腺素	thyroxine	105
假单极神经元	pseudounipolar neuron	32
假复层纤毛柱状上皮	pseudostratified ciliated columnar epithelium	9
间充质细胞	mesenchymal cell	24
间骨板	interstitial lamella	73
间介中胚层	intermediate mesoderm	47
间质卡哈尔细胞	interstitial Cajal cell	112
间质细胞	interstitial cell	151
间质性生长	interstitial growth	70
睑板腺	tarsal gland	60
浆半月	serous demilune	12
浆膜	serosa	112
浆细胞	plasma cell	18
浆液性细胞	serous cell	11
浆液性嗅腺	olfactory gland	135
降钙素	calcitonin	105
胶原纤维	collagen fiber	20
角膜	cornea	55
角膜内皮	corneal endothelium	57
角膜上皮	corneal epithelium	55
角膜缘	corneal limbus	57
角质	colloid	104
角质层	stratum corneum	98
角质形成细胞	keratinocyte	97
节细胞	ganglion cell	59
结肠带	taenia coli	121
结肠袋	haustrum of colon	121
结缔组织	connective tissue	16
结间体	internode	34
结节部	pars tuberalis	109
睫状体	ciliary body	58
睫状小带	ciliary zonule	58
紧密连接	tight junction	13

近曲小管	proximal convoluted tubule	149
晶状体	lens	59
晶状体板	lens placode	63
晶状体囊	lens capsule	59
晶状体上皮	lens epithelium	59
晶状体纤维	lens fiber	59
精原细胞	spermatogonium	156
精子	spermatozoon	157
精子发生	spermatogenesis	156
精子获能	sperm capacitation	41
精子细胞	spermatid	157
精子形成	spermiogenesis	157
颈黏液细胞	mucous neck cell	118
静脉	vein	86
静脉瓣	venous valve	86
巨核细胞	megakaryocyte	83
巨噬细胞	macrophage	17
锯齿缘	ora serrata	58
菌状乳头	fungiform papillae	113

K

颗粒层	stratum granulosum	98
颗粒区	granulomere	81
可变性	deformability	80
克拉拉细胞	Clara cell	140
口凹	stomodeum	65
口腔	oral cavity	112
库普弗细胞	Kupffer cell	128

L

拉特克囊	Rathke pouch	67, 110
阑尾	appendix	122
郎飞结	Ranvier node	34
朗格汉斯细胞	Langerhans cell	99
泪腺	lacrimal gland	60
立毛肌	arrector pilli muscle	101
连接复合体	junctional complex	14
连续毛细血管	continuous capillary	86
联体双胎	conjoined twins	52
裂孔	slit pore	149
裂孔膜	slit membrane	149
淋巴	lymph	81

淋巴细胞	lymphocyte	81
滤过屏障	filtration barrier	149
滤泡旁细胞	parafollicular cell	105
滤泡上皮细胞	follicular epithelial cell	104
卵黄动脉	vitelline artery	87
卵黄静脉	vitelline vein	87
卵黄囊	yolk sac	50
卵裂	cleavage	42
卵裂球	blastomere	42
卵泡细胞	follicular cell	164
轮廓乳头	circumvallate papilla	113
螺旋器	spiral organ	62
螺旋韧带	spiral ligament	62

M

麦克尔憩室	Meckel diverticulum	132
脉络膜	choroid	58
盲孔	foramen caecum	130
毛	hair	101
毛干	hair shaft	101
毛根	hair root	101
毛囊	hair follicle	101
毛球	hair bulb	101
毛乳头	hair papilla	101
毛细胞	hair cell	62
毛细血管	capillary	85
梅克尔细胞	Merkel cell	99
迷路	labyrinth	62
米勒细胞	Müller cell	59
密斑	dense patch	28
密体	dense body	28
密质骨	compact bone	70，72
免疫组织化学技术	immunohistochemistry technique	5
明带	light band	24
膜内成骨	intramembranous ossification	74

N

内侧鼻隆起	median nasal prominence	65
内分泌系统	endocrine system	104
内分泌腺	endocrine gland	11
内胚层	endoderm	46
内细胞群	inner cell mass	42

内因子	intrinsic factor	118
男性生殖系统	male reproductive system	155
尼氏体	Nissl body	31
黏合线	cement line	73
黏膜	mucosa	111
黏膜肌层	muscularis mucosa	112
黏膜下层	submucosa	112
黏膜下神经丛	submucosal nervous plexus	112
黏液性细胞	mucous cell	11
尿囊	allantois	50
尿生殖窦	urogenital sinus	131
尿生殖嵴	urogenital ridge	153
尿生殖膜	urogenital membrane	131
尿直肠隔	urorectal septum	131
女性生殖系统	male reproductive system	163

P

帕内特细胞	Paneth cell	120
排卵	ovulation	165
旁分泌	paracrine	104
膀胱外翻	exstrophy of bladder	152
胚盘	embryonic disc	44
胚泡	blastocyst	42
胚泡腔	blastocoele	42
胚期	embryonic period	3
胚胎学	embryology	1
皮下组织	hypodermis	100
皮脂腺	sebaceous gland	102
皮质迷路	cortical labyrinth	146
平滑肌	smooth muscle	28
平滑绒毛膜	smooth chorion	49
破骨细胞	osteoclast	71
浦肯野细胞	Purkinje cell	38
浦肯野纤维	Purkinje fiber	84

Q

脐带	umbilical cord	50
脐动脉	umbilical artery	87
脐静脉	umbilical vein	87
脐瘘	umbilical fistula	132
脐尿瘘	urachal fistula	152
起搏细胞	pacemaker cell	84

气管食管隔	tracheoesophageal septum	144
气管食管瘘	tracheoesophageal fistula	144
气 - 血屏障	blood-air barrier	143
器官	organ	1
前界层	anterior limiting lamina	57
前列腺	prostate gland	160
前肾	pronephros	153
前肾管	pronephric duct	153
前肾小管	pronephric tubule	153
前庭部	vestibular region	134
前缘层	anterior border layer	58
前置胎盘	placenta previa	44
前主静脉	anterior cardinal vein	87
桥粒	desmosome	13
球内系膜细胞	intraglomerular mesangial cell	149
球囊斑	macula sacculi	63
球旁复合体	juxtaglomerular complex	151
球旁细胞	juxtaglomerular cell	151
球外系膜细胞	extraglomerular mesangial cell	151
球状带	zona glomerulosa	106

R

人绒毛膜促性腺激素	human chorionic gonadotropin，hCG	52
人胎盘催乳素	human placental lactogen	52
绒毛膜	chorion	48
溶血	hemolysis	80
乳糜	chyle	81
乳头层	papillary layer	100
软骨	cartilage	68
软骨储备区	zone of reserve cartilage	76
软骨钙化区	zone of calcifying cartilage	76
软骨基质	cartilage matrix	68
软骨膜	perichondrium	69
软骨内成骨	endochondral ossification	74
软骨囊	cartilage capsule	68
软骨细胞	chondrocyte	68
软骨陷窝	cartilage lacuna	68
软骨增生区	zone of proliferating cartilage	76
软骨组织	cartilage tissue	68
闰盘	intercalated disk	27

S

三联体	triad	26
桑葚胚	morula	42
扫描电镜术	scanning electron microscopy，SEM	5
色素上皮层	pigment epithelium	58
上颌隆起	maxillary prominence	65
上胚层	epiblast	44
上皮	epithelium	111
上皮组织	epithelial tissue	7
上肢芽与下肢芽	anterior and posterior limb bud	76
舌乳头	lingual papillae	113
神经	nerve	35
神经板	neural plate	46
神经沟	neural groove	46
神经管	neural tube	46
神经嵴	neural crest	47
神经内膜	endoneurium	35
神经上皮	neuroepithelium	66
神经束膜	perineurium	35
神经外膜	epineurium	35
神经系统	nervous system	37
神经细胞	nerve cell	30
神经纤维	nerve fiber	34
神经元	neuron	30
神经原纤维	neurofibril	31
神经褶	neural fold	46
肾单位	nephron	147
肾缺如	agenesis of kidney	154
肾小管	renal tubule	149
肾小囊	renal capsule	149
肾小球	glomerulus	148
肾小球旁器	juxtaglomerular apparatus	151
肾小体	renal corpuscle	147
生长卵泡	growing follicle	165
生后肾原基	metanephrogenic blastema	153
生肌细胞	myoblast	24
生精上皮	seminiferous epithelium	155
生精细胞	spermatogenic cells	155
生精小管	seminiferous tubules	155
生肾节	nephrotome	153
生肾索	nephrogenic cord	153

生心板	cardiogenic coelom	87
生殖管道	genital ducts	159
施万细胞	Schwann 细胞	34
石蜡切片术	paraffin sectioning	4
食管	esophagus	115
食管腺	esophageal glands	116
视杯	optic cup	63
视柄	optic stalk	63
视杆细胞	rod cell	58
视泡	optic vesicle	63
视神经乳头	papilla of optic nerve	59
视网膜	retina	55，58
视网膜黄斑	macula lutea	59
视细胞	visual cell	58
视锥细胞	cone cell	59
室管膜	ependyma	34
室间隔缺损	ventricular septal defect	89
嗜碱性	basophilia	4
嗜碱性粒细胞	basophilic granulocyte，basophil	80
嗜碱性细胞	basophil cell	109
嗜酸性	acidophilia	4
嗜酸性粒细胞	eosinophilic granulocyte，eosinophil	81
嗜酸性细胞	acidophil cell	109
嗜酸性细胞	oxyphil cell	106
嗜中性	neutrophilia	4
收缩单位	contractile unit	29
受精	fertilization	41
疏松结缔组织	loose connective tissue	16
输出小管	ductuli efferentes	159
输精管	ductus deferens	159
输尿管芽	ureteric bud	153
束状带	zona fasciculata	107
树突棘	dendritic spine	31
刷细胞	brush cell	137
刷状缘	brush border	149
双极神经元	bipolar neuron	32
双极细胞	bipolar cell	59
双输尿管	double ureter	152
双胎	twins	52
丝状乳头	filiformes papillae	113
松果体细胞	pinealocyte	109
松质骨	spongy bone	70，73

苏木精-伊红染色法	hematoxylin-eosin staining	4
髓放线	medullary ray	146
髓磷脂	myelin	34
髓袢	medullary loop	147
髓鞘	myelin sheath	34

T

胎儿	fetus	3
胎膜	fetal membrane	48
胎盘	placenta	50
胎盘屏障	placental barrier	51
胎期	fetal period	3
弹性动脉	elastic artery	85
弹性软骨	elastic cartilage	69
弹性纤维	elastic fiber	20
体壁中胚层	parietal mesoderm	47
体蒂	body stalk	45
体节	somite	47
听泡	otic vesicle	65
同源细胞群	isogenous group	68
瞳孔	pupil	57
瞳孔膜	pupillary membrane	64
瞳孔膜存留	persistent pupillary membrane	64
透明层	stratum lucidum	98
透明带	zona pellucida，ZP	164
透明带反应	zona reaction	42
透明区	hyalomere	81
透明软骨	hyaline cartilage	69
透射电镜术	transmission electron microscopy，TEM	5
突触	synapse	32
突触小泡	synaptic vesicle	33
蜕膜	decidua	43
蜕膜反应	decidua reaction	43
蜕膜细胞	decidual cell	43
吞噬作用	phagocytosis	18
椭圆囊斑	macula utriculi	63

W

外侧鼻隆起	lateral nasal prominence	65
外分泌腺	exocrine gland	11
外泌汗腺	eccrine sweat gland	102
外膜	adventitia	112

外胚层	ectoderm	46
网织层	reticular layer	100
网织红细胞	reticulocyte	80
网状带	zona reticularis	107
网状细胞	reticular cell	22
网状纤维	reticular fiber	20
网状组织	reticular tissue	16, 22
微动脉	arteriole	85
微绒毛	microvillus	12
微循环	microcirculation	86
微皱褶细胞	microfold cell	122
未分化的间充质细胞	undifferentiated mesenchymal cell	16, 19
味蕾	taste bud	113
味细胞	taste cell	113
胃	stomach	116
胃底腺	fundic gland	117
胃小凹	gastric pit	116
胃小区	gastric area	116
无髓神经纤维	unmyelinated nerve fiber	34

X

吸收细胞	absorptive	119
系统	system	2
细胞	cell	1
细胞培养	cell culture	6
细胞滋养层	cytotrophoblast	43
细段	thin segment	150
细肌丝	thin filament	25
细支气管	bronchiole	140
狭窄	stenosis	144
下颌隆起	mandibular prominence	65
下胚层	hypoblast	44
先天性白内障	congenital cataract	64
先天性耳聋	congenital deafness	65
先天性肺囊肿	congenial cysts of lung	145
先天性脐疝	congenital umbilical hernia	132
先天性青光眼	congenital glaucoma	64
先天性无神经节性巨结肠	congenital aganglionic megacolon	132
纤毛	cilium	13
纤毛细胞	ciliated cell	136
纤维膜	fibrosa	112
纤维膜	fibrous tunic	55

纤维软骨	fibrous cartilage	69
纤维粘连蛋白	fibronectin	21
嫌色细胞	chromophobe cell	109
腺	gland	11
腺泡	acinus	11
腺上皮	glandular epithelium	7
消化管	digestive tract	111
消化腺	digestive glands	125
小肠	small intestine	119
小肠腺	intestinal glands	120
小动脉	small artery	85
小颗粒细胞	small granule cell	137
小梁网	trabecular meshwork	57
泄殖腔	cloaca	130
心瓣膜	cardiac valve	84
心背系膜	dorsal mesocardium	87
心房钠尿肽	artrial natriuretic factor，ANF	84
心管	cardiac tube	87
心肌	cardiac muscle	27
心肌膜	myocardium	84
心胶质	cardiac jelly	87
心内膜	endocardium	83
心内膜垫	endocardiac cushion	88
心内膜下层	subendocardial layer	84
心腔	pericardiac coelom	87
心球	bulbus cordis	87
心衰细胞	heart failure cell	143
心外膜	epicardium	84
性别决定因子	sex determining region，SYR	161
胸腺依赖淋巴细胞	thymus dependent lymphocyte，T 细胞	81
嗅部	olfactory region	135
嗅鞘细胞	olfactory unsheathing cell，OECs	135
嗅细胞	olfactory cell	135
血岛	blood island	87
血窦	sinusoid	86
血 - 睾屏障	blood-testis barrier	158
血管膜	vascular tunic	55
血管纹	stria vascularis	62
血管系膜	mesangium	148
血红蛋白	hemoglobin Hb	79
血浆	plasma	78
血 - 脑屏障	blood-brain barrier	33

血细胞的发生	hematopoiesis	82
血象	hemogram	78
血小板	blood platelet，thrombocyte	81
血型	blood type	80
血液	blood	78
循环系统	circulatory system	83

Y

牙本质	dentine	114
牙骨质	cementum	114
牙髓	dental pulp	114
牙龈	gingiva	115
牙釉质	enamel	114
牙周膜	peridental membrane	114
咽	pharynx	115
咽囊	pharyngeal pouch	129
眼	eye	55
眼睑	eyelid	60
眼球	eyeball	55
羊膜	amnion	49
羊水	amniotic fluid	49
胰岛	pancreas islet	127
胰岛素	insulin	127
胰多肽	pancreatic polypeptide	127
胰高血糖素	glucagon	127
移行细胞	transitional cell	84
异位肾	ectopic kidney	154
阴茎	penis	160
幽门腺	pyloric gland	118
有孔毛细血管	fenestrated capillary	86
有髓神经纤维	myelinated nerve fiber	34
原凹	primitive pit	46
原沟	primitive groove	46
原肌球蛋白	tropomyosin	25
原结	primitive node	46
原始卵泡	primordial follicle	164
原始心血管系统	primitive cardiovascular system	87
原始血细胞	primitive blood cell	87
原条	primitive streak	46
原位杂交	in situ hybridization	6
远侧部	pars distalis	108
远曲小管	distal convoluted tubule	150

月经期	menstrual phase	168
月经周期	menstrual cycle	168
运动神经元	motor neuron	32
运动终板	motor end plate	36

Z

脏壁中胚层	visceral mesoderm	47
造血干细胞	hematopoietic stem cell	87
造血基质细胞	hematopoietic stromal cell	82
造血诱导微环境	hematopoietic inductive microenvironment，HIM	82
造血祖细胞	hemopoietic progenitor	82
增生期	proliferative phase	168
真皮	dermis	100
真皮乳头	dermal papilla	100
支持细胞	Sertoli cells	155
支气管树	bronchial tree	138
脂肪细胞	adipocyte，fat cell	19
脂肪组织	adipose tissue	21
直精小管	tubuli recti	155
植入	implantation	43
指（趾）甲	nail	102
质膜内褶	plasma membrane infolding	15
致密斑	macula densa	151
致密结缔组织	dense connective tissue	16，21
中肠祥	midgut loop	130
中动脉	medium-sized artery	85
中间部	pars intermedia	109
中间连接	intermediate junction	13
中间神经元	interneuron	32
中胚层	mesoderm	45
中肾	mesonephros	153
中肾管	mesonephric duct	153
中肾小管	mesonephric tubule	153
中性粒细胞	neurophilic granulocyte，neutrophil	80
中央凹	central fovea	59
中央管	central canal	73
中央静脉	central vein	127
中央乳糜管	central lacteal	120
终池	terminal cisterna	26
终末肝微动脉	terminal hepatic arteriole	128
终末门微静脉	terminal portal venule	128
终末网	terminal web	13

终末细支气管	terminal bronchiole	140
轴旁中胚层	paraxial mesoderm	47
皱襞	plica	112
主细胞	chief cell	106,117
贮脂细胞	fat-storing cell	128
滋养层	trophoblast	42
子宫肌层	myometrium	167
子宫内膜	endometrium	167
子宫外膜	perimetrium	168
自然杀伤细胞	nature killer cell，NK 细胞	81
总主静脉	common cardial vein	87
纵小管	longitudinal tubule	26
足细胞	podocyte	149
组织	tissue	1
组织工程	tissue engineering	6
组织化学	histochemistry	5
组织相容性复合体	major histocompatibility complex，MHC	90
组织学	histology	1
组织液	tissue fluid	21

52检